史上最強！
精油配方大全

小泉美樹 著　三上杏平、山本竜隆 監修

Contents

第四章　適用於不同場景＆專家推薦的配方

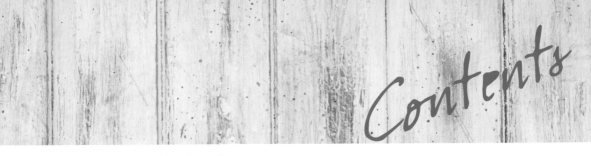

Contents

前言

我在跟替代醫療及預防醫學的醫護人員共事時，發現許多人採取芳香療法做為其中一種治療方法，這是我開始學習芳香療法的契機。

只有學習相關知識，目標實在太小了，所以我下定決心考取日本芳香環境協會的芳香療法證書，並且開始念書準備考試。

在念書研修的期間，我才知道自己是多麼習慣合成的香味。我會這麼說是因為在我心目中「茉莉花香」等於廁所芳香劑的印象非常強烈，所以這是我曾經不喜歡的味道之一。

但是，聞過精油的「茉莉花香」之後，我嚇了一跳。跟我以前想像中，應該是說跟我知道的氣味完全不一樣。茉莉的香氣被稱作「芳香之王」實在當之無愧。

1公頓的茉莉花用花的數量來表示的話，約是800萬朵花這麼驚人的數字。要製作成精油，很重要的一點就是要在太陽升起前摘取花朵，據說要製作真正高品質茉莉花精油的話，就必須要在摘取花朵後的1個小時內處理。知道了這樣的故事之後，讓我越來越能感受到精油的神秘力量。

數年前，整個社會是處在「無香」的時代。隨著時間推進，現在則是透過「芳香療法」正面地看待香氣的時代。

我在使用香氣時最注重的就是「氣味跟記憶是密不可分的連繫」。我想不論是任何人都會至少有一個跟香氣有關的回憶，對吧？

味噌湯的香味會讓人想起家鄉。

青草的香氣會讓人想起小學時熱愛的棒球。

擦肩而過的人使用的香水會讓人想起曾經喜歡的那個人。

除了好的回憶之外，或許還會有不好的回憶。不過我希望大家能夠藉著這個機會，瞭解到人可以透過嗅覺打開封藏過去的抽屜。

在越來越難聞到自然香氣的現代社會，精油是非常便利的道具，輕鬆就能感受到植物所具有的能量。我們的嗅覺已經習慣了合成的香氣，我想要告訴大家什麼是真正的香氣。能夠意識到1滴精油是濃縮了很多植物的能量，並抱持著對自然感謝的心情，將精油帶進你的日常生活中，是我對各位的期許。

小泉美樹

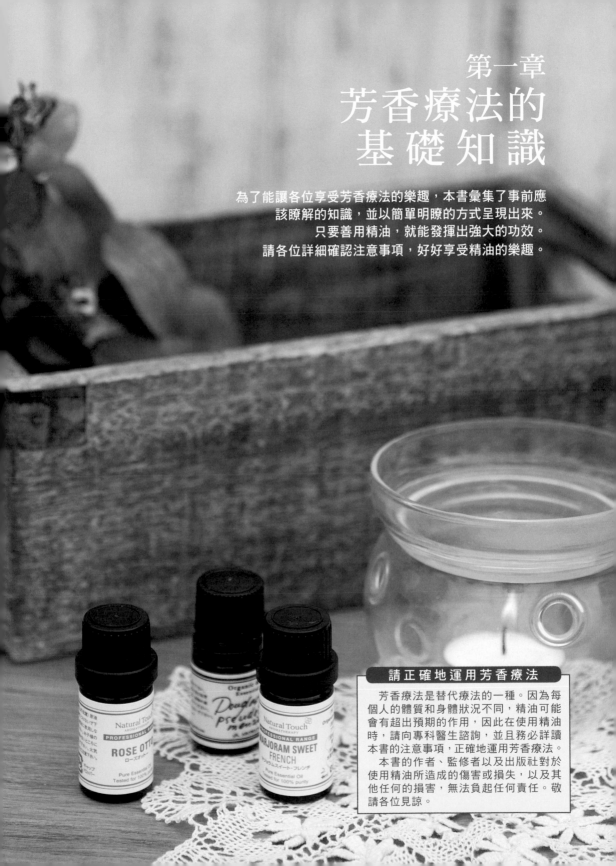

第一章
芳香療法的
基礎知識

為了能讓各位享受芳香療法的樂趣，本書彙集了事前應
該瞭解的知識，並以簡單明瞭的方式呈現出來。
只要善用精油，就能發揮出強大的功效。
請各位詳細確認注意事項，好好享受精油的樂趣。

請正確地運用芳香療法

　　芳香療法是替代療法的一種。因為每
個人的體質和身體狀況不同，精油可能
會有超出預期的作用，因此在使用精油
時，請向專科醫生諮詢，並且務必詳讀
本書的注意事項，正確地運用芳香療法。
　　本書的作者、監修者以及出版社對於
使用精油所造成的傷害或損失，以及其
他任何的損害，無法負起任何責任。敬
請各位見諒。

關於芳香療法

　　據說香氣能夠直接刺激腦部，強力地驅動感情和本能。除此之外，植物具有療癒身心的能力，這是自古以來就廣為人知的事情。Aromatherapy 翻譯成中文的意思是「芳香療法」，利用植物的治癒能力及其香氣的作用，喚醒人類與生俱來的「自然治癒能力」，自古代開始就被視為「療法」傳承下來。傳說就連埃及豔后也會用玫瑰花來沐浴或是做成香水使用，可見芳療從紀元前就很受到歡迎。在現代社會，芳香療法也是維持和增進身心健康的替代療法代表之一。

芳香療法的機制

香氣能夠治癒身心的理由
為什麼芳香療法能夠治癒身心以及維持、促進健康呢？

路徑 1
從鼻子到腦部

　　從鼻子吸進的精油成分會附著在鼻子深處的黏膜上，透過嗅覺神經細胞傳達到腦部。傳達到腦部的精油成分最後會抵達下視丘，下視丘負責調節內分泌、交感神經、副交感神經的機能，給予全身各種影響。

路徑 2
從呼吸系統到全身

　　藉由呼吸從支氣管進入到肺部的精油成分，可以止咳化痰，在局部發揮效用。此外，部分的精油成分會從鼻黏膜或是肺泡的黏膜進入血液，進而影響體內的組織。

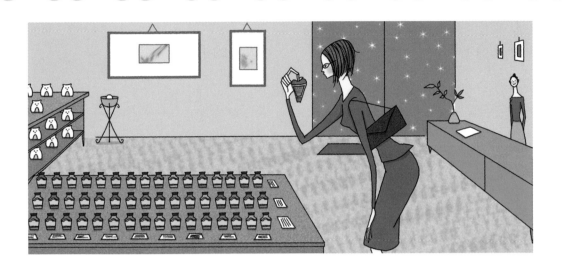

路徑 3
從皮膚到全身

　　雖然皮膚表面有保護身體不受外界傷害的屏障區，但是精油是由非常細小的分子組成，再加上精油分子對組成屏障區的成分有親和性，所以能夠通過皮膚屏障，滲透至血管和淋巴管。接著精油成分會擴散至全身的組織及器官。有研究結果指出成分通過皮膚到滲透所需時間為 5 分鐘以內。

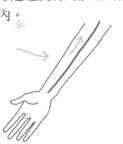

Aroma Column

芳香療法和
芳香按摩療法的差異

「Aromatherapy」用法語發音為「AromaTerapy」，用英語發音為「AromaSerapy」，兩者發音不同。一開始將使用精油的自然療法命名為「Aromatherapy」的人，是法國化學家 Rene-Maurice Gattefosse，因此是以法文命名。而他的弟子 Marguerite Maury 女士在其中加入了現代沙龍會提供的按摩，此版本的療法流傳到英國普及後，就是英語說的「芳香按摩療法 AromaSerapy」。

精油的基礎知識

精油是什麼？

精油是從植物的花朵、樹皮、果皮、根、莖、葉、樹脂、種子等部位萃取出的天然素材。在植物內的特殊分泌腺合成，並儲存在其周圍小型袋狀體（油胞）中。精油是濃縮了植物生命力的貴重寶物。

油胞與精油的萃取部位有非常密切的關係，隨著各個植物的萃取部位不同，會有各種不同的香氣和功效。

精油是由數十種至數百種天然化學物質構成的有機化合物。這些有機化合物依照其構造和作用，被分為數種類別。哪一種類別的成分佔了多少比例也會影響精油的香氣和功效。

能從植物中萃取出的精油量都非常的稀少。以薰衣草為例，150 公斤的薰衣草只能取出 1 公斤的精油。另外，如果是奧圖玫瑰精油的話，約要有 65000 朵早晨採收的玫瑰花才能萃取出僅僅 15 公克的精油。

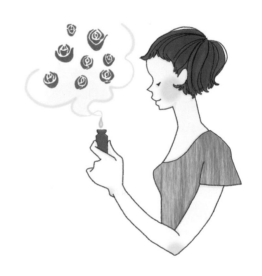

精油的性質

精油具有比什麼都強烈的香氣（芳香性），放置在空氣中會不斷的蒸發（揮發性）。此外有許多種類比水還要輕，精油也很容易溶解在油脂裡（親油性或是脂溶性）。但是精油並不是油脂。

精油的安全性

精油是從植物萃取出來的天然物質，但這並不表示對人體就是 100% 安全，有些精油還帶有毒性。精油的成分跟在植物裡的含量比較起來含有高濃度的濃縮量，因此使用時必須具備足夠的知識。

精油的製造方法

水蒸氣蒸餾法

　　將原料植物放入蒸餾鍋，直接灌入水蒸氣或是將鍋中的水煮沸，利用水蒸氣蒸發出植物的芳香成分。含有植物芳香成分的水蒸氣會通過冷卻管，在冷卻的過程中變回液體。在此階段從水中分離出的芳香成分就是精油。

　　此種方法的優點在於裝置比較簡單跟成本相對便宜，因此許多精油都用這種方法萃取。但是有些植物暴露在高溫和濕氣當中，會失去原有的香氣和成分，所以也有不適用此方法的植物。此外，萃取過程中產生的水裡面有水溶性的芳香成分溶解於其中，這種液體稱為「花水 (Floral Water，或稱純露)」。

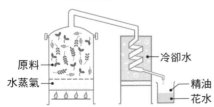

原料 —
水蒸氣 —
冷卻水
精油
花水

有機溶劑萃取法

　　此種方法使用揮發性有機溶劑，能夠大量溶解出植物中的芳香成分。常用的溶劑有石油醚、正己烷等物質，在放入植物的溶劑鍋裡萃取出精油。不論是花朵或是其他部位，植物當中都含有天然的蠟質成分，這些成分也會隨著芳香成分一起溶解出來。之後再用乙醇將芳香成分萃取出來，最後留下的產物就稱為「原精 (簡寫為 Abs.)」。

　　此方法最適合用來取得玫瑰花和茉莉花等細微的花朵香氣。但是有時候可能會殘留少量溶劑，是此方法的缺點。

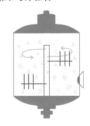

壓榨法

　　從柑橘類的果皮萃取精油時幾乎都是用這種方法。以前是用手壓榨果皮，用海綿吸取萃取液之後再回收。

　　現在則是使用機械以壓榨輥或離心法壓榨，在低溫狀態下取得精油。用這種方法萃取出的精油不會有因為高溫而造成變質的問題，所以能夠保有自然香氣。不過，此方法跟其他方法比起來，會有摻入少許雜質或殘留容易變質的成分等問題，因此會有品質劣化較快的缺點。

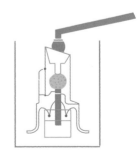

精油的選擇方法

乍看之下，精油跟使用化學合成香料的「百花香油 (Potpourri Oil)」和「香精油 (Fragrance Oil)」等產品具有相同外觀，又或者以「精油」名稱來販賣的「精華油 (Essential Oil)」之中也有添加了混合物的產品。為了正確地選購「精油」，在購買時要記得確認以下的重點。

1 確認標籤上的標示

● 學名標示
學名是全球通用的稱呼，使用拉丁文標示。要區別具有相同名稱但是不同種的植物時，可以用學名來確認。

● 原產地標示
相同的植物依照其生產年份、產地、季節等差異，成分會有所改變。

● 萃取部位標示
相同的植物依照其萃取部位 (花、葉、莖、果實等) 不同，除了精油名稱會有所不同之外，成分也會有很大的差異。若想要把握精油的功效及用途的話，必須確認萃取部位。

● 使用期限標示
請選擇有明確標示精油的製造年月日或是使用期限的產品。開封後請於半年至 1 年內使用完畢。

● 產品批號標示
這是蒸餾精油的序號。能夠確認精油的生產履歷。

2 在專賣店購買精油

購買精油時請到店員具備專業知識的店家，諮詢後再購買。

生活之木 (台灣) http://www.treeoflife.co.jp/taiwan
Florame 法恩 http://www.florame.com.tw

3 有附成分分析表

成分分析表會標示出每 1 整瓶精油的成分。一般而言，會用產品批號來管理成分分析表。

4 滴管採用國際標準規格

精油瓶的滴管 (管口部分) 有所謂國際標準規格，1 滴為 0.05 ～ 0.06ml。用正確的濃度來使用精油，這一點也很重要。

5 小心太過低價的產品

濃縮了植物有效成分的精油，就算只有 1 小瓶也需要大量的植物原料。因此精油絕非低價的產品。

精油的使用方法（精油的保存方法）

About Aromatherapy

只要正確使用精油就能夠帶給身心非常美好的功效，但使用方式錯誤的話則會伴隨著危險。請務必遵守以下的使用方法。

1 請勿飲用精油

就算是少量的精油也絕對不要放進嘴裡。誤飲精油或是精油噴到眼睛時請立刻接受醫生的治療。

2 精油原液請勿直接接觸肌膚

精油是植物成分濃縮而成，直接接觸到肌膚的話刺激會太過強烈，因此請勿塗抹精油原液。

3 塗抹在肌膚上時請稀釋使用

將精油塗抹在肌膚上時務必稀釋使用。基本上使用在臉部時濃度須在 1% 以下 (1滴精油 <0.05ml> 以 5ml 基底油稀釋)，使用在身體部位時濃度須在 2% 以下 (2 滴精油 <0.1ml> 以 5ml 基底油稀釋)。敏感性肌膚者、兒童、年長者使用時則要更加稀釋。

4 塗抹肌膚前請先做貼布測試

在使用調好的精油前請務必先進行貼布測試。

貼布測試的方法

將稀釋至使用濃度的精油塗抹在前臂內側，塗抹面積為一元硬幣大小。在塗抹精油的部分貼上透氣膠布或是 OK 繃停留 48 小時。如果肌膚出現紅腫發癢等異常狀況，請停止使用此配方精油。敏感性肌膚者最好也針對基底油 (P.22) 進行貼布測試。

5 年長者或有疾病史的人請謹慎使用

年長者、有疾病史的人，或是服藥中的人，有時候特別容易對香氣有反應。實施芳香療法前，請先跟醫生或芳香療法專家諮詢後再開始。

精油的使用方法 >>

 6 將精油用在孕婦身上時
請謹慎使用

　　懷孕期間體質會變得非常敏感,因此實施芳香療法前,請先跟醫生或是芳香療法專家諮詢後再開始。

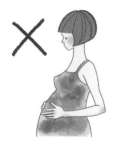 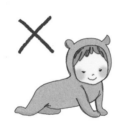

7 將精油用在嬰幼兒身上時
請謹慎使用

　　基本上不建議將精油使用在3歲以下的嬰幼兒身上。實施芳香療法前,請先跟醫生或是芳香療法專家諮詢後再開始。

8 使用時請注意火源

　　精油的揮發性很高,有起火的可能性,所以在火源附近使用時請務必小心謹慎。

精油的保存方法

精油是非常纖細的物質。保存時請注意以下的要點。

1 遵守使用期限

　　開封過的精油基本上要在1年以內使用完畢。但是柑橘類的精油非常容易氧化,因此盡量在半年內使用完畢為佳。

2 存放在遮光瓶內

　　市面上販售的精油為了避免受到光照影響,都是存放於具有遮光性的褐色或藍色玻璃瓶中。手工製作精油產品時也要盡量將成品存放在具有遮光性的容器裡。

3 存放場所

　　請將精油放置於不會受到日光直射、通風良好的陰暗處。請勿將精油放置於浴室等潮溼的場所。

使用精油時的
禁忌事項 · 注意事項

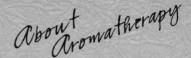
About Aromatherapy

精油使用不當時會變成毒，而且對身心有極其強烈的作用力。
符合下列項目者在使用精油產品時請務必小心謹慎。如果真的非常想使用精油，請向專家諮詢。

禁 忌 事 項

生理期間請勿使用下列精油
　快樂鼠尾草、甜馬鬱蘭、丁香、肉桂葉、茴香、沒藥

懷孕初期請勿使用下列精油
　依蘭、甜橙、羅馬洋甘菊、檸檬草、歐白芷根、德國洋甘菊、絲柏、綠花白千層、松樹

懷孕期間請勿使用下列精油
　快樂鼠尾草、杜松、天竺葵、薄荷、甜馬鬱蘭、奧圖玫瑰、迷迭香、丁香、雪松、肉桂葉、茉莉原精、百里香、羅勒、玫瑰草、茴香、沒藥、香蜂草、西洋蓍草、玫瑰原精

哺乳期間請勿使用下列精油
　丁香、雪松、天竺葵、茴香、薄荷、西洋蓍草

低血壓者請勿使用下列精油
　依蘭、羅馬洋甘菊、佛手柑、甜馬鬱蘭、薰衣草

高血壓者請勿使用下列精油
　迷迭香、百里香

飲酒時不可使用的精油
　快樂鼠尾草

使用此精油後不可開車
　快樂鼠尾草

以下精油以高濃度狀態使用會引起頭痛等不適，請稀釋成低濃度 (1% 以下) 使用
　依蘭、橙花、佛手柑、檸檬、檸檬草、奧圖玫瑰、德國洋甘菊、丁香、雪松、肉桂葉、茉莉原精、薑、百里香、羅勒、茴香、香蜂草、玫瑰原精

癲癇症患者請勿使用下列精油
　薄荷、尤加利、迷迭香、雪松、羅勒、茴香

使用下列精油後 12 小時之內請勿曝曬於紫外線或是陽光下
　葡萄柚、佛手柑、檸檬、歐白芷根

對菊科植物過敏者請勿使用下列精油
　德國洋甘菊、西洋蓍草

注 意 事 項

以下精油有些微的可能性會刺激皮膚和黏膜，敏感性肌膚者請謹慎使用
　檸檬、百里香、松樹

以下精油有些微的可能性會刺激皮膚，敏感性肌膚者請謹慎使用
　依蘭、甜橙、杜松、甜馬鬱蘭、天竺葵、茶樹、薄荷、佛手柑、尤加利、檸檬草、丁香、肉桂葉、茉莉原精、薑、綠花白千層、羅勒、黑胡椒、安息香、香蜂草、西洋蓍草

精油的功效一覽表

Body 生理功效	作　用	作用說明 / 精油名稱
	強　　心	刺激心臟給予活力
		百里香、茶樹、黑胡椒、乳香、薄荷、香蜂草、薰衣草
	強 化 內 臟	強化特定的臟器
		歐白芷根、甜橙、羅馬洋甘菊、快樂鼠尾草、葡萄柚、絲柏、檀香、雪松、香茅、杜松、薑、天竺葵、百里香、橙花、松樹、羅勒、廣藿香、玫瑰草、茴香、苦橙葉、黑胡椒、乳香、岩蘭草、佛手柑、甜馬鬱蘭、橘子、沒藥、香蜂草、西洋蓍草、檸檬、檸檬草、花梨木、奧圖玫瑰、迷迭香
	去　　痰	促進痰的排出
		歐白芷根、檀香、雪松、薑、百里香、茶樹、綠花白千層、松樹、羅勒、茴香、乳香、薄荷、永久花(蠟菊)、佛手柑、安息香、甜馬鬱蘭、沒藥、西洋蓍草、尤加利、迷迭香
	排　　氣	讓累積在腸內的氣體排出
		歐白芷根、甜橙、快樂鼠尾草、丁香、檀香、肉桂葉、杜松、薑、留蘭香(綠薄荷)、百里香、橙花、羅勒、茴香、黑胡椒、乳香、薄荷、佛手柑、安息香、甜馬鬱蘭、沒藥、香蜂草、薰衣草、檸檬、檸檬草、迷迭香
	降 　血 　壓	降低血壓
		依蘭、苦橙葉、甜馬鬱蘭、香蜂草、薰衣草、檸檬
	促進血液循環	改善血液循環
		杜松、薑、黑胡椒、岩蘭草
	解　　毒	中和毒性物質
		歐白芷根、葡萄柚、杜松、黑胡椒
	解　　熱	冷卻身體，降低過高的體溫
		甜橙、德國洋甘菊、羅馬洋甘菊、絲柏、薑、綠花白千層、羅勒、廣藿香、玫瑰草、茴香、黑胡椒、薄荷、佛手柑、香蜂草、西洋蓍草、尤加利、檸檬
	健　　胃	改善胃部功能
		歐白芷根、甜橙、德國洋甘菊、羅馬洋甘菊、快樂鼠尾草、肉桂葉、杜松、薑、羅勒、茴香、黑胡椒、薄荷、佛手柑、沒藥、香蜂草、檸檬、奧圖玫瑰、迷迭香
	抗 　過 　敏	抑制過敏反應
		德國洋甘菊、羅馬洋甘菊、雪松、薑、玫瑰草、香蜂草
	抗 　病 　毒	增加對病毒感染的抵抗力
		百里香、茶樹、松樹、羅勒、玫瑰草、永久花、佛手柑、甜馬鬱蘭、香蜂草、尤加利、薰衣草、檸檬

Body
生理功效

作　　用	作用說明 / 精油名稱
抗　發　炎	舒緩發炎症狀
	依蘭、德國洋甘菊、羅馬洋甘菊、檀香、茉莉原精、天竺葵、橙花、乳香、佛手柑、薰衣草、奧圖玫瑰、月桃
抗　　　菌	增加對細菌感染的抵抗力
	德國洋甘菊、檀香、百里香、橙花、松樹、廣藿香、玫瑰草、岩蘭草、甜馬鬱蘭、松紅梅、沒藥、香蜂草、月桃
抗　痙　攣	抑制痙攣
	羅馬洋甘菊、快樂鼠尾草
抗　真　菌	增加對真菌感染的抵抗力
	德國洋甘菊、雪松、天竺葵、百里香、茶樹、廣藿香、玫瑰草、永久花、沒藥、尤加利、薰衣草、檸檬草、月桃
抗　風　濕	幫助減緩風溼造成的不適
	德國洋甘菊、羅馬洋甘菊、丁香、絲柏、杜松、薑、百里香、綠花白千層、西洋蓍草、尤加利、薰衣草、檸檬、迷迭香
強 化 子 宮	提升子宮的機能
	快樂鼠尾草、丁香、茉莉原精、乳香、沒藥、香蜂草、玫瑰原精、奧圖玫瑰
消　　　炎	減緩發炎症狀
	德國洋甘菊、羅馬洋甘菊、快樂鼠尾草、檀香、松樹、廣藿香、茴香、苦橙葉、薄荷、永久花、沒藥、西洋蓍草、尤加利、薰衣草、奧圖玫瑰
促 進 消 化	促進消化
	甜橙、德國洋甘菊、羅馬洋甘菊、快樂鼠尾草、葡萄柚、橙花、羅勒、黑胡椒、乳香、佛手柑、甜馬鬱蘭、橘子、香蜂草、檸檬草、迷迭香
增 進 食 慾	引起食慾
	甜橙、葡萄柚、丁香、薑、百里香、茴香
提 神 醒 腦	刺激腦部讓頭腦清楚
	羅勒、薄荷、安息香、花梨木、迷迭香
抑 制 排 汗	減少排汗量
	絲柏
整　　　腸	調節腸道功能，恢復腸道健康
	甜橙、薑
鎮 定 痙 攣	鎮定痙攣
	歐白芷根、甜橙、德國洋甘菊、羅馬洋甘菊、快樂鼠尾草、丁香、絲柏、檀香、肉桂葉、茉莉原精、杜松、薑、留蘭香、百里香、橙花、羅勒、茴香、苦橙葉、黑胡椒、乳香、岩蘭草、薄荷、永久花、佛手柑、甜馬鬱蘭、橘子、香蜂草、西洋蓍草、尤加利、薰衣草、奧圖玫瑰、迷迭香

精油的功效一覽表

	作　用	作用說明 / 精油名稱
Body 生理功效	止　　咳	減緩咳嗽症狀
		絲柏、檀香、百里香、松樹、迷迭香
	鎮　　痛	舒緩疼痛
		德國洋甘菊、丁香、肉桂葉、薑、天竺葵、百里香、綠花白千層、松樹、羅勒、岩蘭草、薄荷、佛手柑、甜馬鬱蘭、沒藥、西洋蓍草、尤加利、薰衣草、檸檬草、花梨木、迷迭香
	催　　經	引發月經
		歐白芷根、德國洋甘菊、羅馬洋甘菊、快樂鼠尾草、丁香、絲柏、肉桂葉、茉莉原精、杜松、留蘭香、百里香、羅勒、茴香、岩蘭草、薄荷、甜馬鬱蘭、沒藥、香蜂草、薰衣草、奧圖玫瑰、迷迭香
	發　　汗	促進出汗
		歐白芷根、德國洋甘菊、羅馬洋甘菊、杜松、薑、茶樹、松樹、羅勒、薄荷、沒藥、香蜂草、薰衣草、迷迭香
	調整荷爾蒙分泌	調節荷爾蒙平衡
		依蘭、快樂鼠尾草、天竺葵、茴香
	促 進 免 疫	提升免疫力
		茶樹、綠花白千層、松樹、甜馬鬱蘭、西洋蓍草、尤加利、檸檬
	利　　尿	促進排尿
		歐白芷根、葡萄柚、絲柏、檀香、雪松、杜松、天竺葵、百里香、松樹、廣藿香、茴香、黑胡椒、乳香、永久花、安息香、沒藥、西洋蓍草、尤加利、薰衣草、檸檬、檸檬草、奧圖玫瑰、迷迭香
	冷　　卻	冷卻身體高溫的部分
		薄荷
	止　　癢	消除發癢症狀
		德國洋甘菊、羅馬洋甘菊、留蘭香、薄荷
Mind 心理功效	抗　憂　鬱	消除憂鬱，振奮心情
		依蘭、甜橙、德國洋甘菊、羅馬洋甘菊、快樂鼠尾草、葡萄柚、檀香、香茅、茉莉原精、天竺葵、橙花、羅勒、廣藿香、苦橙葉、乳香、佛手柑、橘子、香蜂草、薰衣草、檸檬、檸檬草、玫瑰原精、花梨木、奧圖玫瑰、迷迭香
	催　　眠	引發睡意
		甜橙、德國洋甘菊、羅馬洋甘菊、薰衣草
	興　　奮	增加腎上腺素的分泌量，增進活力
		歐白芷根、葡萄柚、丁香、香茅、肉桂葉、杜松、薑、留蘭香、百里香、綠花白千層、松樹、羅勒、茴香、黑胡椒、薄荷、沒藥、西洋蓍草、尤加利、花梨木、迷迭香

作　　用	作 用 說 明 / 精 油 名 稱
Mind 心理功效　鎮　　靜	緩和興奮的情緒
	依蘭、甜橙、德國洋甘菊、羅馬洋甘菊、快樂鼠尾草、絲柏、檀香、雪松、茉莉原精、杜松、薑、留蘭香、橙花、廣藿香、苦橙葉、黑胡椒、乳香、岩蘭草、永久花、佛手柑、安息香、甜馬鬱蘭、橘子、沒藥、香蜂草、薰衣草、檸檬、檸檬草、玫瑰原精、花梨木、奧圖玫瑰
催　　情	增強性慾
	歐白芷根、依蘭、快樂鼠尾草、丁香、檀香、肉桂葉、茉莉原精、杜松、薑、百里香、橙花、羅勒、廣藿香、黑胡椒、乳香、岩蘭草、永久花、玫瑰原精、花梨木、奧圖玫瑰
Skin 護膚功效　促進細胞生長	促進新生細胞形成
	檀香、天竺葵、橙花、廣藿香、玫瑰草、苦橙葉、乳香、永久花、橘子、沒藥、薰衣草、花梨木
收　　斂	緊緻收縮肌膚組織
	絲柏、檀香、雪松、肉桂葉、杜松、天竺葵、廣藿香、乳香、薄荷、永久花、安息香、沒藥、西洋蓍草、檸檬、玫瑰原精、奧圖玫瑰、迷迭香
消 除 體 臭	抑制細菌繁殖，防止異味產生
	快樂鼠尾草、絲柏、香茅、天竺葵、松樹、廣藿香、苦橙葉、乳香、佛手柑、松紅梅、尤加利、薰衣草、檸檬草、花梨木
軟 化 皮 膚	鎮靜和軟化皮膚
	德國洋甘菊、羅馬洋甘菊、檀香、雪松、茉莉原精、天竺葵、橙花、乳香、永久花、橘子、檸檬
etc 其他功效　殺　　菌	殺死細菌
	葡萄柚、丁香、杜松、百里香、茶樹、綠花白千層、橙花、羅勒、廣藿香、玫瑰草、苦橙葉、永久花、沒藥、尤加利、薰衣草、檸檬、檸檬草、花梨木
殺　　蟲	殺死蟲類
	絲柏、雪松、香茅、杜松、留蘭香、天竺葵、茶樹、羅勒、佛手柑、尤加利、檸檬、檸檬草
消　　毒	防止組織變質，抑制感染
	依蘭、甜橙、快樂鼠尾草、葡萄柚、丁香、絲柏、檀香、雪松、香茅、肉桂葉、茉莉原精、杜松、薑、天竺葵、百里香、茶樹、綠花白千層、橙花、松樹、羅勒、廣藿香、玫瑰草、茴香、苦橙葉、黑胡椒、乳香、岩蘭草、薄荷、佛手柑、安息香、甜馬鬱蘭、沒藥、西洋蓍草、尤加利、薰衣草、檸檬、檸檬草、花梨木、迷迭香
除　　臭	消除異味
	月桃

※ 部分精油作用為自古傳承下來的用法。

香氣的特徵

香氣分為 7 種類別

香氣依照萃取植物的種類和氣味，被劃分為下圖 7 種類別。屬於同類別的香氣適合彼此搭配，調配精油時請先從同類別的開始混合。

此外，圓圈中相鄰的類別也很適合彼此搭配，例如花香調的天竺葵可以跟東方調的依蘭或柑橘調的檸檬搭配。此適性相關圖可以當作調配精油時的基準。

辛香調

包含了常被使用在料理中的辛香料，是從耳熟能詳的植物中萃取出來的精油類別。此類別的精油恰如其名，辛辣的香氣為其特徵。適合與樹脂調或是木質調的精油互相搭配。

包含了下列的精油…
丁香 (P.167)
肉桂葉 (P.168)
黑胡椒 (P.170)

樹脂調

從樹脂中取得的精油種類。黏度高、濃郁甘甜的香氣為其特徵。即使少量的精油也能長時間持續散發香氣，常被做為香水的後調香味。適合與東方調或是辛香調的精油互相搭配。

包含了下列的精油… 乳香 (P.164)
安息香 (P.171) 沒藥 (P.171)

東方（異國）調

充滿異國風情，帶有神祕異國風味的精油種類。揮發性較低，建議各位使用時只要感覺「這種分量好像有點少」的程度就可以了，每次少量使用。適合與花香調或樹脂調的精油互相搭配。

包含了下列的精油…
依蘭 (P.160)
檀香 (P.162)
松紅梅 (P.171)

木質調

從葉子、樹皮、嫩枝等部位萃取出來的精油類別。給人感覺像是置身於森林中的清爽樹木香氣為其特徵。適合與辛香調或香草調的精油互相搭配。

包含了下列的精油…
絲柏 (P.168)
苦橙葉 (P.170)
花梨木 (P.172)

香草調

從香草的花瓣或葉子萃取出來的精油種類。部分香草調的精油具有殺菌性，此類別有許多原料植物自古以來就是民間療法中所使用的「藥草」。適合與木質調或是柑橘調的精油互相搭配。

包含了下列的精油…
迷迭香 (P.166)
百里香 (P.169)
茴香 (P.170)

柑橘調

從水果的果皮萃取出來的精油，或是散發類似柑橘類香氣的精油種類。是大眾普遍熟悉的氣味，適合所有人。讓人覺得心情愉悅的香氣為其特徵。適合與香草調或花香調的精油互相搭配。

包含了下列的精油…
葡萄柚 (P.161)
佛手柑 (P.164)
檸檬 (P.165)

花香調

主要是從花朵萃取出來的精油種類，也有部分精油是從葉子或莖萃取出來的。甜蜜芬芳的香氣為其特徵。用途多樣，大多數為適合初學者使用的精油。適合與柑橘調或東方調的精油互相搭配。

包含了下列的精油…
天竺葵 (P.163)
茉莉原精 (P.168)
永久花 (P.170)

一目瞭然！調配精油不可或缺的 香氣特徵一覽表

此頁把香氣的類別、調性、香氣強度整理成一目瞭然的一覽表。請各位在調配精油時善加活用。

香氣的類別……將同香調的香氣分成 7 種類別，屬於同類別的香氣適合互相搭配 (詳情請見 P.20)。

調性……香氣的揮發性 (P.10)。以前調→中調→後調的順序揮發。

Blend Factor
香氣強度 (BF)……將香氣的強度以 1～12 等級表示。1 是最強烈的香氣，香氣的強度隨著數字增加而遞減。

香氣	精油名稱	調性	BF
	歐白芷根	中調	1~2
	依蘭	中調～後調	1
	甜橙	前調	6
	德國洋甘菊	中調	3~4
	羅馬洋甘菊	前調	3
	快樂鼠尾草	前調～中調	3~4
	葡萄柚	前調	6
	丁香	中調～後調	2
	月桃	前調	2~3
	絲柏	中調～後調	5~6
	檀香	後調	5~7
	雪松	中調～後調	4~5
	香茅	前調	2~3
	肉桂葉	中調～後調	1
	茉莉原精	中調～後調	1
	杜松 (果)	中調	4~5
	薑	前調～中調	3~4
	留蘭香	前調	2~3
	天竺葵	中調	3~4
	百里香	前調～中調	2~3
	茶樹	前調	3~5
	綠花白千層	前調	4~6
	橙花	前調	1~2
	松樹	中調	4~5
	羅勒	前調～中調	2~3

香氣	精油名稱	調性	BF
	廣藿香	後調	2~3
	玫瑰草	前調	2~4
	茴香	中調	2~3
	苦橙葉	前調～中調	4~6
	黑胡椒	前調	2~3
	乳香	中調～後調	3~5
	薄荷	前調	1
	岩蘭草	後調	5~7
	永久花	中調	3~4
	佛手柑	前調	5~6
	安息香	後調	5~7
	甜馬鬱蘭	前調～中調	2~3
	松紅梅	後調	3~4
	橘子	前調	5~6
	沒藥	後調	3~4
	香蜂草 (檸檬香脂草)	前調～中調	1
	西洋蓍草	中調	3~4
	尤加利	前調	2~3
	薰衣草	中調	5~6
	檸檬	前調	4
	檸檬草	前調	1
	玫瑰原精	中調～後調	1~2
	花梨木	中調	5~6
	奧圖玫瑰	前調～中調	1
	迷迭香	前調～中調	2~3

油性基材 (基底油)

除了極少數的例外，基本上不會直接使用精油原液。本章節主要是介紹添加於按摩和保養品之中，能幫助精油成分滲透至肌膚裡的基底油。

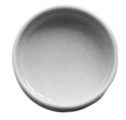

甜杏仁油
(sweet almond oil)

學　　名　Prunus amygdalus
科　　名　薔薇科
萃取部位　種子　**採油法**　壓榨法
氧化特性　油酸含量高，因此不易氧化
適用膚質　所有膚質
特　　性　富含有美肌功效的油酸，具有極佳的保溼效果。

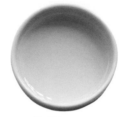

葡萄籽油
(grape seed oil)

學　　名　Vitis vinifera
科　　名　葡萄科
萃取部位　種子　**採油法**　壓榨法
氧化特性　易氧化，氧化速度會隨維生素 E 含量而不同
適用膚質　敏感性肌膚、油性肌膚
特　　性　含有亞麻油酸及少量維生素 E，刺激性低。

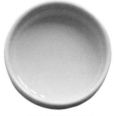

夏威夷果油
(macadamia nut oil)

學　　名　Macadamia integrifolia
科　　名　山龍眼科
萃取部位　種子　**採油法**　壓榨法
氧化特性　油酸含量高，不易氧化
適用膚質　油性肌膚、老化肌膚
特　　性　油脂成分組成與人類的皮脂非常相似，因此容易滲透至肌膚內部且效果持久。

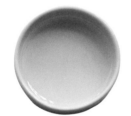

杏桃核仁油
(apricot karnel oil)

學　　名　Prunus armeniaca
科　　名　薔薇科
萃取部位　果仁 (種子)
採油法　低溫壓榨法
氧化特性　易氧化
適用膚質　所有膚質
特　　性　與甜杏仁油相似，但含有維生素 A、E。

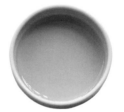

橄欖油
(olive oil)

學　　名　Olea europaea
科　　名　木樨科
萃取部位　果肉
採油法　低溫壓榨法
氧化特性　油酸含量高，不易氧化
適用膚質　乾性肌膚、老化肌膚、混合性肌膚、敏感性肌膚
特　　性　含有油酸，可防止老化。

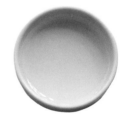

荷荷巴油
(jojoba oil)

學　　名　Simmondsia chinensis
科　　名　黃楊科
萃取部位　種子　**採油法**　壓榨法
氧化特性　長鏈脂肪酸組成的酯類，因此不易氧化。
適用膚質　一般肌膚、油性肌膚
特　　性　成分組成與人類的皮脂非常相似，容易滲透至肌膚內部。

調配後才能使用的基底油

下列的基底油因為黏度高且帶有特殊氣味，所以無法單獨使用。請以 5% ～ 10% 的比例混合至左頁的基底油後使用。

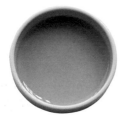

小麥胚芽油
(wheatgerm oil)

學　　名　Triticum vulgare
科　　名　禾木科
萃取部位　胚芽　採油法　壓榨法
氧化特性　易氧化，氧化速度會隨維生素 E 含量而不同
適用膚質　乾性肌膚、敏感性肌膚、粗糙肌膚、老化肌膚
特　　性　富含維生素 E，因此可以改善血液循環，推薦使用於按摩。

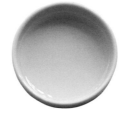

月見草油
(evening primrose oil)

學　　名　Oenothera biennis
科　　名　柳葉菜科
萃取部位　種子　採油法　壓榨法
氧化特性　易氧化
適用膚質　敏感性肌膚、粗糙肌膚、老化肌膚
特　　性　皮膚細胞必需的 γ - 次亞麻油酸含量 9% 以上，可改善發癢及乾燥等肌膚問題。

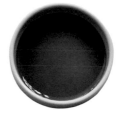

酪梨油
(avocado oil)

學　　名　Persea americana
科　　名　樟科　萃取部位　果肉
採油法　低溫壓榨法
氧化特性　油酸含量高，不易氧化
適用膚質　乾性肌膚、老化肌膚
特　　性　富含油酸、維生素等營養成分。推薦用於預防皺紋和妊娠紋產生。

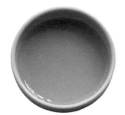

玫瑰果油
(rosehip oil)

學　　名　Rosa rubiginosa
科　　名　薔薇科
萃取部位　種子　採油法　壓榨法
氧化特性　易氧化
適用膚質　乾性肌膚、敏感性肌膚、粗糙肌膚、老化肌膚
特　　性　推薦使用於異位性皮膚炎、斑點、雀斑、曬傷等問題的肌膚。

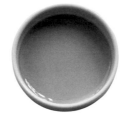

聖約翰草油 (金絲桃油)
(St. John's wort oil)

學　　名　Hyperricum perforatum
科　　名　金絲桃科
萃取部位　花和草　採油法　浸泡法
氧化特性　不易氧化
適用膚質　油性肌膚、敏感性肌膚
特　　性　可舒緩扭傷、燙傷所造成的不適，與金盞花油混合使用效果更佳，並且具有收斂效果。

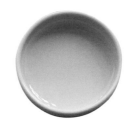

金盞花油
(calendula oil)

學　　名　Calendula officinalis
科　　名　菊科
萃取部位　花　採油法　浸泡法
氧化特性　不易氧化
適用膚質　所有肌膚，特別適用於乾性肌膚，粗糙肌膚
特　　性　可修復割傷的傷口，促進皮膚再生，並且具有保溼效果。

水性基材

除了基底油之外，可以製作手工精油用品的材料還有很多種。請依照要做的東西選擇適合的基材。也有只要和精油攪拌混合就能做出獨創用品的無香料基材，怕麻煩的人也能輕鬆完成！

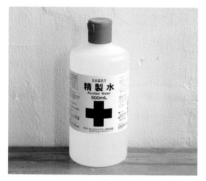

純水（蒸餾水）

去除所有雜質的水。如果使用自來水製作手工保養品的話會影響保存時間和成品效果，所以建議各位使用純水。

建議用途⋯化妝水、室內芳香噴霧、香水

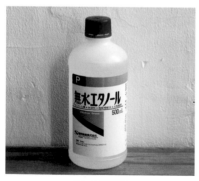

無水酒精

不含水分的酒精。除了讓精油易溶於水中，還有去汙效果，因此也經常用於清潔打掃。

建議用途⋯化妝水、室內芳香噴霧、香水

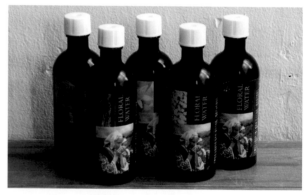

花水（Floral Water）

利用水蒸氣蒸餾法製作精油時的副產物，具有與精油相似的功能，含有微量的精油成分。

玫瑰花水⋯無刺激性，具有溫和的殺菌消毒效果和抗發炎作用，可調節肌膚狀態、促進肌膚新陳代謝、保濕、收斂等作用。除了解決乾性肌膚的問題之外，還能修護曬傷的肌膚。適用於所有膚質，特別適合乾性肌膚和敏感性肌膚的保養。

薰衣草花水⋯具有優秀的抗發炎效果，最適合解決肌膚問題，具有保濕和收斂效果，能夠使用在曬傷後的肌膚修護，以及青春痘、成人痘等問題肌膚的保養。適用於所有膚質。

橙花花水⋯具有優秀的收斂效果，特別推薦給有肌膚衰老困擾的人使用，亦具有保濕效果，適用於暗沉肌膚和老化肌膚。

德國洋甘菊花水⋯具有優秀的抗發炎效果，推薦給有肌膚困擾的人使用，對乾燥引起伴隨發癢的濕疹特別有效，亦具有保濕效果，能讓肌膚光滑細緻。適用於乾性肌膚和敏感性肌膚，特別推薦過敏性肌膚使用。

迷迭香花水⋯具有強效的收斂效果，能活化細胞，解決掉髮問題和預防頭髮老化。能夠改善肌膚鬆弛及水腫問題，但是膚質脆弱的人使用迷迭香花水時，可能多少會伴隨刺激感，必須特別注意。也適用於護髮。

建議用途⋯化妝水、乳霜、面膜、磨砂膏

其他基材

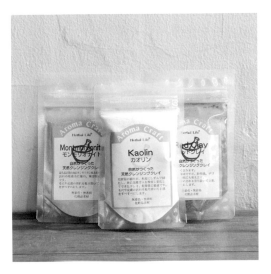

泥土（Clay）

具有極佳的吸附力及清潔力，可以作為面膜的材料。本書使用的是乾燥後製成粉狀的泥土粉。

蒙脫石泥⋯富含礦物質。刺激性低，敏感性肌膚者也可使用，可去除皮膚角質。

高嶺土泥⋯吸附力極佳，可去除毛孔和皮膚的髒汙，塑造滑嫩的肌膚。

紅石泥⋯富含鐵質，呈現紅褐色。含有較多油質，適用於乾性肌膚和老化肌膚。

建議用途⋯面膜

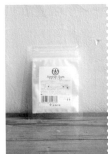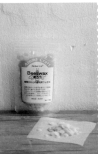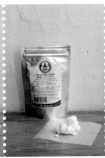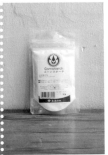

黃原膠

與水混合之後會變成膠狀。可用於臉部、身體，具有多種用途。

建議用途⋯乳霜

小蘇打粉

具有去汙、消臭的效果，可用於清潔打掃。同時也是使用在藥和甜點中的原料。

建議用途⋯入浴劑、除臭劑

蜜蠟

蜂巢採集而來的天然蠟質。分為殘留顏色和氣味的未精製蜜蠟，以及去除顏色和氣味的精製蜜蠟。具保濕和抗菌效果，最適合作為乳霜材料。

建議用途⋯乳霜

乳木果油（雪亞脂）

由乳木果種子製成的乳霜。富含飽和脂肪酸（硬脂酸），保濕效果也很優秀，對於燒燙傷、龜裂、以及受紫外線傷害的肌膚效果很好。

建議用途⋯乳霜

玉米澱粉

也經常使用於食物中的玉米澱粉。這裡用來讓氣泡入浴劑固定成形。

建議用途⋯入浴劑

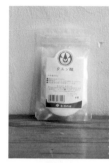
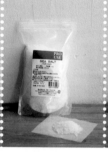
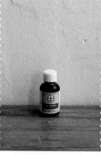
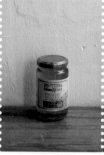
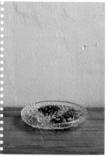

檸檬酸

會和小蘇打粉起反應，可做為讓入浴劑起泡的原料。

建議用途⋯入浴劑

天然鹽

富含礦物質並具有發汗效果，有各種不同的顆粒大小。

建議用途⋯入浴劑、磨砂膏

甘油

作為保養品保濕劑的透明無色黏性液體。需依照膚質和季節調整使用量。

建議用途⋯化妝水、乳霜

蜂蜜

自古以來就被作為天然保濕劑。不論是哪種膚質都可安心使用。

建議用途⋯精油皂、入浴劑、乳霜、面膜

乾燥香草

富含植物成分，用於手作保養品的染色材料和裝飾。

建議用途⋯精油皂、入浴劑、磨砂膏

無香料的基材

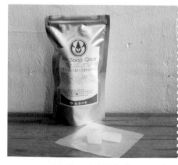
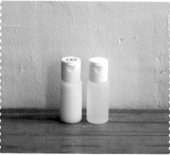
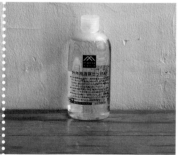

M & P甘油皂

用微波爐加熱融化之後放涼凝固，就能夠快速做出美麗的精油皂。

建議用途⋯精油皂

無香料洗髮精＆潤絲精

只要添加精油就可做出獨創的洗髮精＆潤絲精。

建議用途⋯洗髮精、潤絲精

無香料洗碗精

雖然可以直接使用，不過添加具有消毒或殺菌效果的精油之後，更能提升洗淨力。

建議用途⋯洗碗精

工具

想要享受製作手工精油用品的樂趣，有了下列的工具將會非常方便。就算沒有湊齊所有工具，也可以使用家裡現有的東西來代替使用。

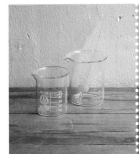

燒杯和玻璃棒

計算和混合液體時使用。可以用耐熱玻璃容器代替燒杯，調酒棒代替玻璃棒。

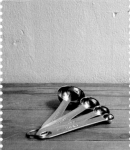

量匙

計算液體或是粉狀物時使用。主要使用大匙 (15ml) 和小匙 (5ml) 這兩種量匙。

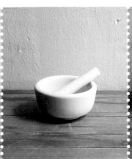

研缽和研杵

攪拌入浴劑或面膜的基材時使用。可用擂茶缽等物品代替。

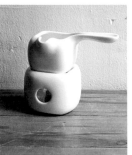

蜜蠟加熱燭台

加熱融解蜜蠟的專用器具。沒有的話也可用碗隔水加熱。

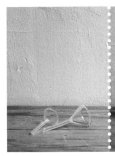

漏斗

將做好的成品移到開口狹窄的容器時非常便利。

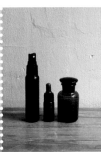

保存容器

精油受到光照之後品質會劣化。此外，精油有時會跟金屬或塑膠起化學反應，所以具有遮光性的玻璃容器或是陶器最適合。

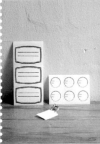

貼紙

寫上製作日期和精油配方後貼在容器上，方便整理。

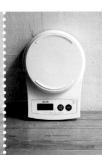

電子秤

計算固體和液體時使用。因為需要測量到 1 公克的單位，所以建議各位使用電子式秤重計。

量筒

測量液體時使用。開口狹窄，方便將成品移至保存容器內。

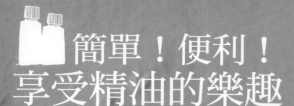

簡單！便利！
享受精油的樂趣

瞭解了精油的特性之後就將精油帶入日常生活中，度過被香氣包圍的每一天吧。

從熱門的薰香到入浴劑、泥面膜、化妝水、室內芳香噴霧等等，家裡有的各種用品都能自己親手製作出來。

要是製作過程太過繁雜會讓人覺得很麻煩，所以本書在這章節提供了簡單的方法讓各位可以持續製作手工精油用品，享受精油的樂趣。

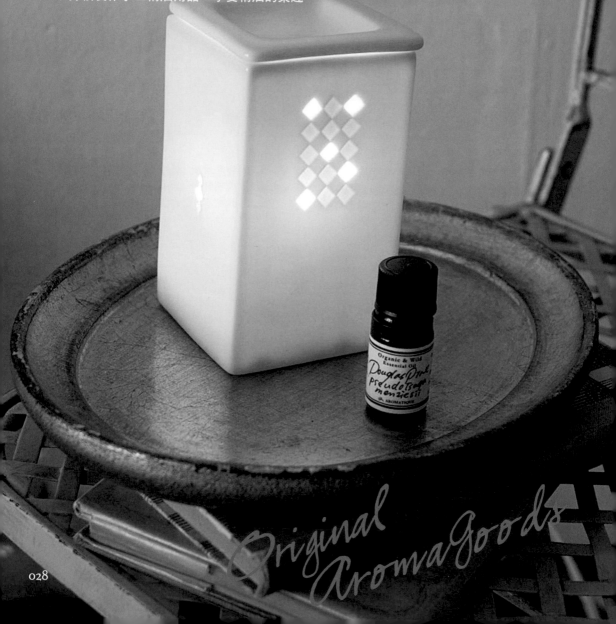

Original AromaGoods

薰　香

薰香是最受歡迎的享受精油方式。隨著微弱光芒散發出來的香氣能讓人身心放鬆。使用手帕或面紙吸入精油的香氣，不論何時何地都能隨時獲得芳療的功效。

薰香燭台

利用蠟燭的熱度加熱精油，隨著蒸氣一起散發出香氣。

材　料
• 精油…1～4 滴 • 薰香燭台 • 蠟燭 • 冷水或熱水…適量

【使用方法】在上方容器內加入約七分滿的冷水或熱水後滴入精油。依房間的大小加入 1～4 滴精油即可享受薰香。

【注意事項】請選用無煙無味的蠟燭。由於會使用到火，使用時請小心謹慎。

插電式薰香燈

利用燈泡的熱度擴散精油香氣。由於不會使用到火，可以安心使用。

材　料
• 精油…1～4 滴 • 插電式薰香燈 • 冷水或熱水…適量

【使用方法】在上方容器內加入約七分滿的冷水或熱水後滴入精油。依房間的大小加入 1～4 滴精油即可享受薰香。

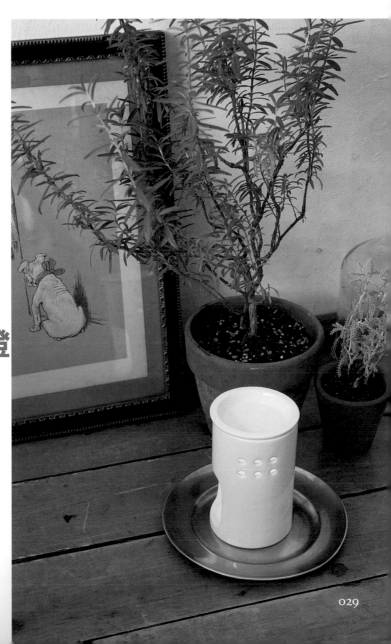

吸　入

可以放在枕頭旁邊或書桌上，或外出時隨身攜帶，隨時都能享受芳香。

【**使用方法**】在面紙或是手帕滴上精油後吸入香氣。

【**注意事項**】有些精油顏色為深色，可能會在手帕上形成汙漬。滴上精油的部分應避免直接接觸到肌膚，請往內摺之後再使用。有些精油成分會直接對黏膜等造成刺激，請避免長時間的吸入。

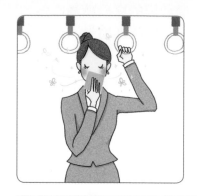

材　料
● 精油⋯1~2 滴 ● 面紙或是手帕

臉部蒸氣浴

讓臉部接觸蒸氣可以保持肌膚溼潤，並且從鼻子和口腔將精油成分吸取至身體內部。

【**使用方法**】在臉盆中加入攝氏 80 度的熱水約七分滿，再滴入 1～ 4 滴精油。在頭部蓋上較大的毛巾以防止蒸氣散掉，閉上眼睛吸取從臉盆飄散出來的蒸氣，持續約 10 分鐘。

【**注意事項**】如果蒸氣消失的話，不需再滴入精油而是要加入熱水。有些精油成分會直接對黏膜造成刺激，請避免長時間吸入。如果出現咳嗽或是氣喘情形時請立刻停止。

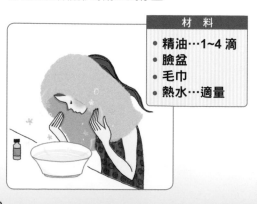

材　料
● 精油⋯1~4 滴 ● 臉盆 ● 毛巾 ● 熱水⋯適量

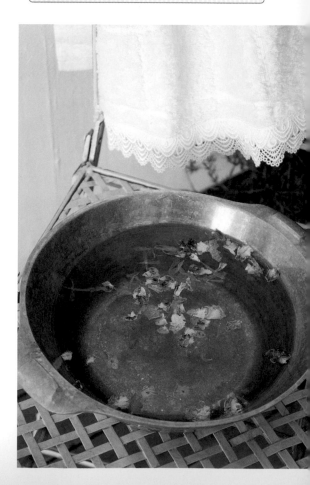

精油泡澡

泡澡原本就具有讓身心放鬆的效果。在洗澡水中添加精油的香氣，將更能發揮放鬆的加乘效果。由於泡澡是每天必做的事，忙碌的人也請務必利用這段時間輕鬆一下。

精油浴

直接將精油滴入浴盆中，這是最簡單的方法。用此方法可盡情享受全身浴、手浴和足浴。

材　料
• 精油…4~6 滴

【使用方法】全身浴時最多滴 6 滴精油，半身浴時最多滴 4 滴精油，由於精油容易浮於水的表面，請務必攪拌均勻。

【注意事項】此方法非常簡單，但是精油會直接接觸到皮膚，膚質較弱的人可能會感覺到刺激感。

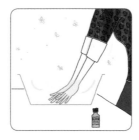

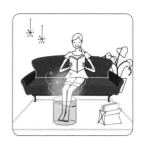

手浴

享受手浴時請在臉盆裡加入大約攝氏 40 度的熱水後滴入 1 ～ 2 滴精油。將手腕以下包括手腕放入水中，浸泡 10 ～ 15 分鐘。結束後不需沖洗，直接用毛巾擦乾水分。

足浴

享受足浴時請在較大的臉盆或是水桶裡加入大約攝氏 40 度的熱水後滴入 3 ～ 4 滴精油。將小腿肚以下全部放入水中，浸泡 10 ～ 15 分鐘。結束後不需沖洗，直接用毛巾擦乾水分。

沐浴油

依據當下的肌膚狀況和心情選擇基底油後再跟精油調配。

材　料（2 次使用量）
• 精油…4 滴
• 基底油…10ml

【做法】

❶在燒杯裡加入 10ml 基底油及 4 滴精油，混合均勻。

❷在放好熱水的浴缸裡加入沐浴油，攪拌均勻後即可開始泡澡。

【注意事項】製作的分量較多時，請於 1 週內使用完畢。

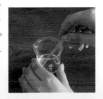

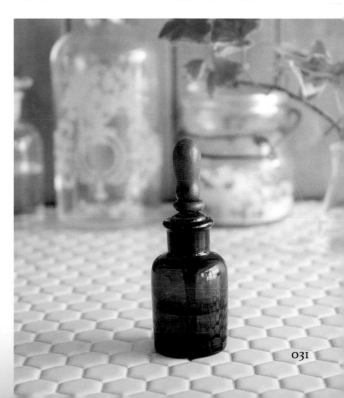

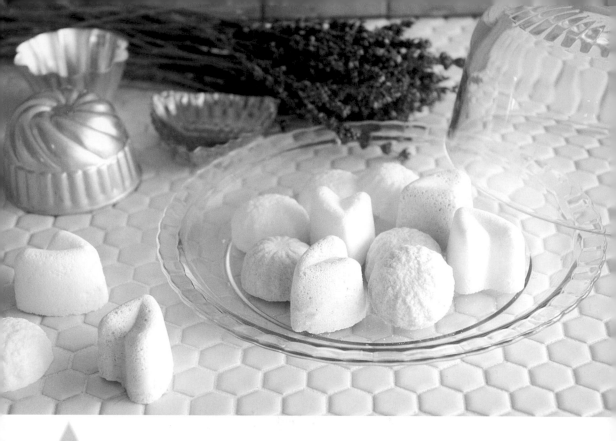

氣泡入浴劑

添加了從內溫暖身體還能讓肌膚光滑細緻的小蘇打粉。放進浴缸時可以看到入浴劑冒出大量氣泡，是充滿樂趣的沐浴用品。

材　料 (3次使用量)	
• 精油⋯8 滴	• 小蘇打粉⋯5 大匙
• 檸檬酸⋯5 小匙	• 天然鹽⋯2 小匙
• 玉米澱粉⋯2 小匙	
• 蜂蜜⋯1 小匙	• 保鮮膜或模型

【做法】

❶在研缽裡加入 5 大匙小蘇打粉、5 小匙檸檬酸、2 小匙玉米澱粉、2 小匙天然鹽後混合均勻。再加入 1 小匙蜂蜜攪拌均勻。

❷滴入 8 滴精油之後再攪拌均勻。

❸攪拌好之後倒進保鮮膜或是模型中，放置約 10 分鐘就會凝固。丟進放好熱水的浴缸裡，攪拌均勻後即可開始泡澡。

【注意事項】請儘早使用完畢。

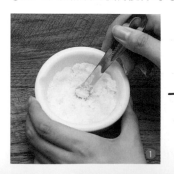
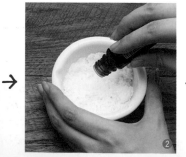
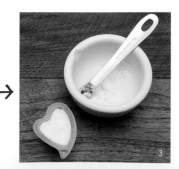

沐浴鹽

在富含礦物質的天然鹽裡加入精油後充分混合均勻。鹽具有發汗效果所以也有減肥功效！

材　料 (2次使用量)
• 精油…4 滴 • 天然鹽…4 大匙

【做法】

❶在保存容器裡加入 4 大匙天然鹽、滴入 4 滴精油後充分攪拌。

❷放置半天以上，並且不時晃動容器或攪拌內容物，讓香氣融入鹽塊裡。

❸泡澡時請讓沐浴鹽和洗澡水充分混合。

【注意事項】請避免使用金屬材質的保存容器。

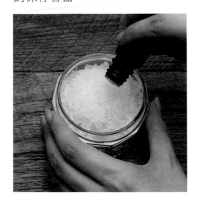

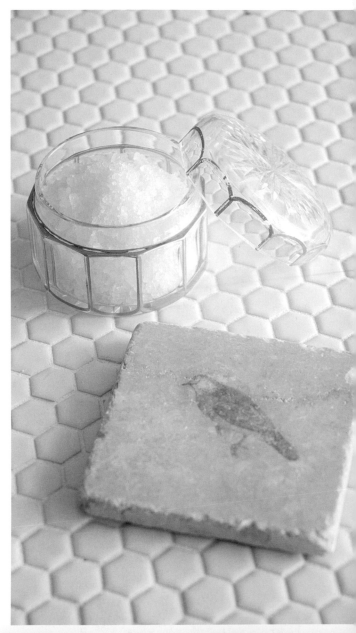

精油皂

不只呵護肌膚還有益環保的無添加手工精油皂，其實非常簡單就能完成！

材　料 (約2塊精油皂分量)		

- 精油…20 滴
- M & P 甘油皂…200g
- 荷荷巴油…適量
- 模型

【做法】

❶將 200g M&P 甘油皂切成適當大小，利用蜜蠟加熱燭台加熱或隔水加熱。

❷①完全融化之後，放涼並加入 20 滴精油，混合均勻。

❸在模型內塗上薄薄一層荷荷巴油後倒入②。

❹常溫下約 1~2 小時，冰箱冷藏約 30 分鐘後即可凝固。精油皂完全凝固後從模型中取出，放置於通風良好的場所數天使其完全乾燥。

【注意事項】以常溫保存，並於 1 個月內使用完畢。

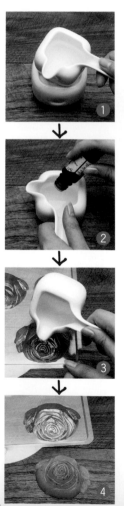

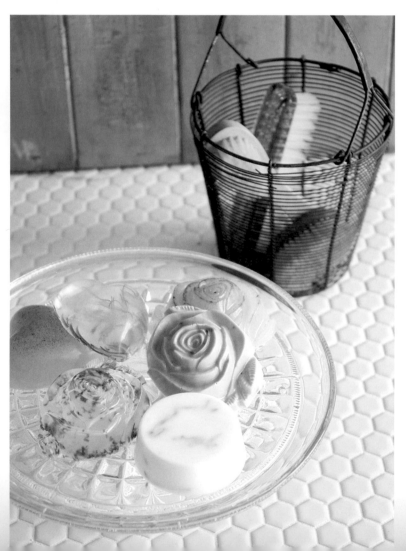

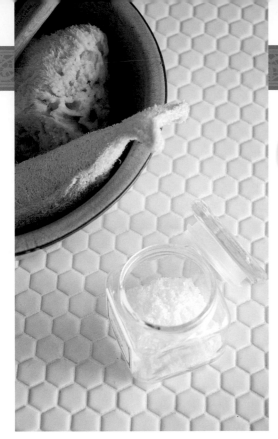

身體磨砂膏

用天然原料製作的身體磨砂膏按摩手肘或腳跟，可去除老化的角質。

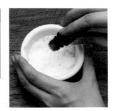

材　料（1次使用量）
• **精油…4 滴**
• **天然鹽…2 大匙**
• **基底油…1 大匙**

【做法】
❶在 2 大匙細顆粒的天然鹽中加 1 大匙基底油後攪拌。
❷加入 4 滴精油，充分混和均勻。

【注意事項】天然鹽的顆粒太粗時請磨碎後再使用。

洗髮精 & 潤絲精

手工製的洗髮精＆潤絲精，讓人可以依心情每天享受不同的香氣！

材　料（約一週的使用量）
• **精油…8 滴**
• **無香料洗髮精或潤絲精…80ml**

【使用方法】
❶在燒杯裡加入 80ml 無香料洗髮精 (或潤絲精) 以及 8 滴精油後混合均勻。
❷移到保存容器裡充分搖勻。使用前也要先搖晃均勻。

【注意事項】以常溫保存，於 1 週內使用完。

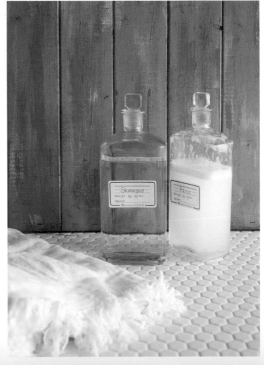

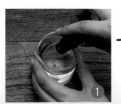 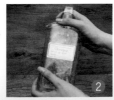

保養品

手作的精油保養品除了能享受香味，還能發揮精油的功效，利用自己喜歡的香氣變得更加美麗。絕不失敗的手工保養品。

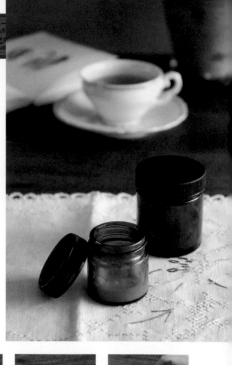

護手霜 / 美甲霜

特別推薦肌膚敏感的人，以及想要保持指尖細緻美麗的人使用的自製護手 & 美甲霜。

【做法】

❶在容器裡加入 15ml 基底油及 3g 蜜蠟，使用蜜蠟加熱燭台或隔水加熱。

❷待蜜蠟融化之後，加入 2g 乳木果油 (雪亞脂) 再次隔水加熱。

❸乳木果油完全融化後，移開加熱器並放涼，再倒進保存容器裡。

❹加入 4 滴精油攪拌均勻。

【注意事項】請於 3 個月內使用完畢。

材 料 (約 2 次使用量)
●精油…4 滴
●基底油…15ml
●蜜蠟 …3g
●乳木果油 (雪亞脂)…2g

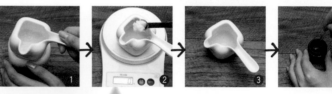

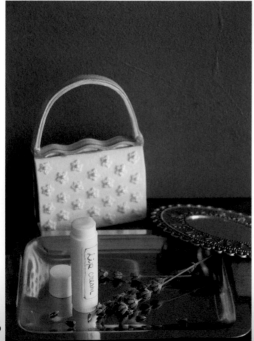

護唇膏

放入口紅型容器裡更加方便使用。

材 料 (10g 容器分量)
●精油…1 滴
●基底油…7ml
●蜜蠟…3g

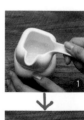

【做法】

❶在容器裡加入 7ml 基底油及 3g 蜜蠟，使用蜜蠟加熱燭台或隔水加熱。

❷待蜜蠟完全融化之後，移開加熱器並放涼，加入 1 滴精油之後充分攪拌。

❸將完成品倒進保存容器中。

【注意事項】請於 2 個月內使用完畢。

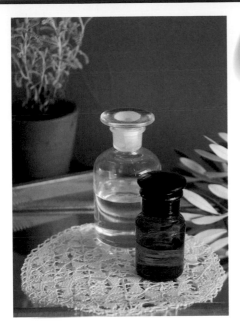

身體油

特別推薦給最近覺得肌膚有點乾燥、逐漸變成敏感性肌膚的人使用的身體油。

材　料 (約 2 次使用量)
• 精油…4 滴
• 基底油…10ml

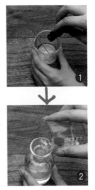

【做法】

❶在燒杯裡加入 10ml 基底油及 4 滴精油，充分攪拌均勻。

❷完成品倒進瓶子裡，使用前也要搖晃均勻。

【注意事項】請於 1 週內使用完畢。

泥面膜

使用泥土徹底去除髒污之後，肌膚會變得滑嫩又散發出香氣！

【做法】

❶在研缽裡加入 2 大匙面膜泥土以及 2 大匙蒸餾水 (或花水) 後充分攪拌均勻 (同時調整軟硬度)。

❷在燒杯裡加入 10ml 基底油和 4 滴精油，混合均勻。

❸將②加入①後混合均勻。

※ 面膜泥土的種類請參考 P.25。

【注意事項】請 1 次就將泥面膜使用完畢。

材　料 (1 次使用量)	
• 精油…4 滴	• 面膜泥土…2 大匙
• 蒸餾水…2 大匙	• 基底油…10ml

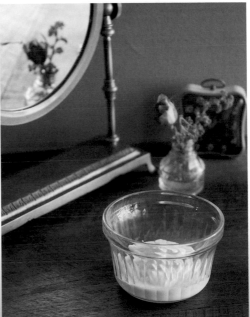

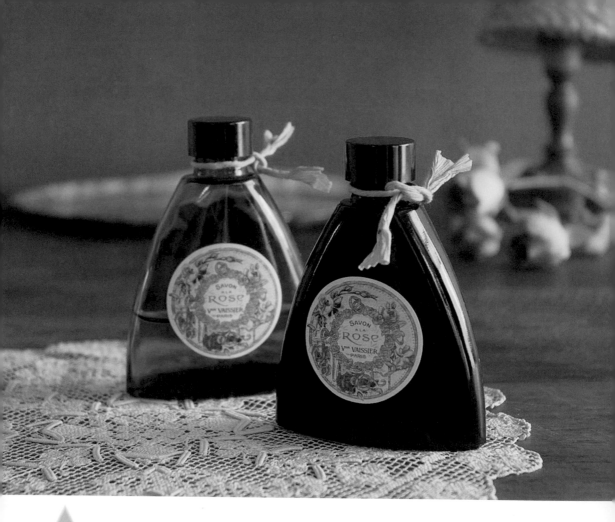

化妝水

使用精油做的無添加保養品非常受歡迎，製作方法也簡單！還能感受到自創配方的新鮮化妝水使用在肌膚上的奢華感。

【做法】

❶在燒杯裡加入 20ml 甘油 (如果要做清爽型化妝水的話再加入 20ml 酒精) 和 4 滴精油，混和均勻。

❷加入蒸餾水。

❸將完成品倒進保存用玻璃瓶。使用時請搖晃均勻。

【注意事項】請於 1 個月內使用完畢。

材　料 (滋潤型，約 1 個月的使用量)	
● 精油…4 滴	● 甘油…20ml
● 蒸餾水…180ml	

材　料 (清爽型，約 1 個月的使用量)	
● 精油…4 滴	● 甘油…20ml
● 酒精…20ml	● 蒸餾水…160ml

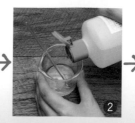

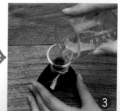

卸妝油

隨著季節不同，膚質跟肌膚困擾也會改變。每次只做少量，就可以每週更換卸妝油！

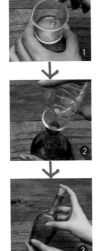

材　料 (約2次使用量)
•精油…4 滴
•基底油…20ml

【做法】
①在燒杯裡加入 20ml 基底油和 4 滴精油，充分攪拌均勻。
②將完成品倒進遮光瓶裡。
③使用前請充分搖晃混和均勻。

【注意事項】請於 1 週內使用完畢。

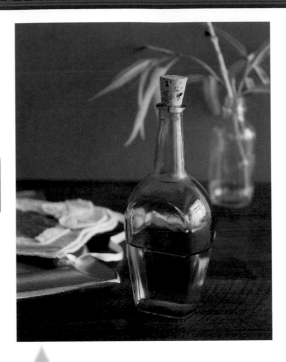

香膏

可以在手腕、耳後或是膝蓋內側輕輕地點上屬於自己的香氣。

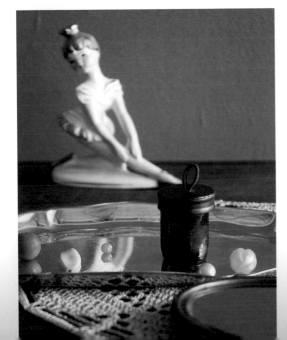

材　料 (20g 容器分量)
•精油…12 滴
•基底油…15ml
•蜜蠟…5g

【做法】
①在容器裡加入 15ml 基底油和 5g 蜜蠟，使用蜜蠟加熱燭台或隔水加熱。
②待蜜蠟完全融化之後，移開加熱器並放涼，然後倒進保存容器中。
③加入 12 滴精油，充分攪拌均勻。

【注意事項】請於 3 個月內使用完畢。

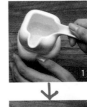
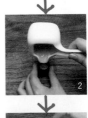

家庭清潔用品

精油除了調劑身心之外，還能應用在生活用品上。製作方法簡單，請各位務必嘗試看看。麻煩的家事跟喜歡的香氣結合之後也會進展神速！

洗碗精

雖然想為環保盡一分心力而使用無添加洗碗精，但是沒味道的產品讓人覺得乏味。何不製作能夠讓做家事變愉快的洗碗精呢？

材　料
• 精油…20 滴
• 無香料洗碗精…200ml

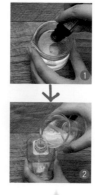

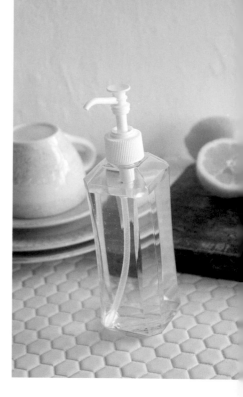

【做法】

❶在燒杯裡加入 200ml 無香料洗碗精和 20 滴精油並且混合均勻。

❷將攪拌好的洗碗精倒進保存容器。使用前請搖晃均勻。

【注意事項】請於 1 個月內使用完畢。

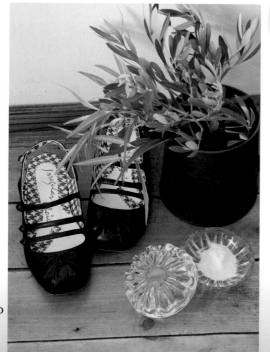

除臭劑

悄悄地放個除臭劑在玄關、鞋櫃或是廁所等容易有臭味的地方試試看！

材　料
• 精油…20 滴
• 小蘇打粉…200g

【做法】

❶燒杯裡加入 200g 小蘇打粉和 20 滴精油，混合均勻。

❷將①倒進容器裡並蓋緊蓋子，搖晃均勻。不時攪拌並且放置半天以上，待香氣融入小蘇打粉後再開始使用。

【注意事項】請於 1 個月內使用完畢。

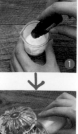

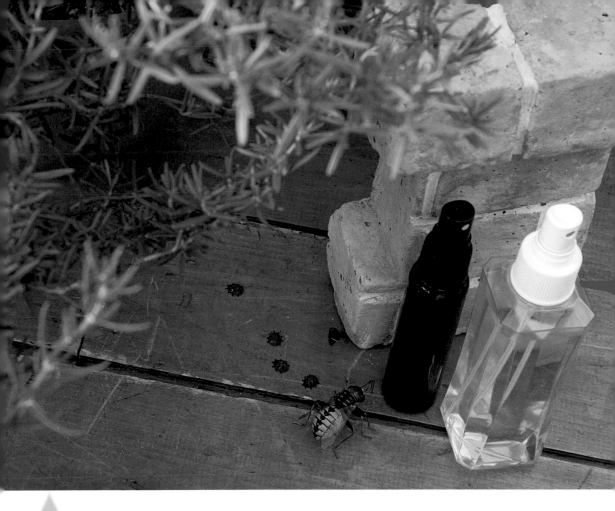

室內芳香噴霧 / 廚房噴霧 / 防蟲噴霧

相同的材料只要改變調配比例，4 種芳香產品就大功告成！特別推薦不傷肌膚的身體用防蟲噴霧！

材　料（室內芳香噴霧）
• 精油…20 滴
• 無水酒精…5ml
• 蒸餾水…45ml

材　料（身體用防蟲噴霧）
• 精油…20 滴
• 無水酒精…5ml
• 蒸餾水…45ml

材　料（廚房噴霧）
• 精油…20 滴
• 無水酒精…40ml
• 蒸餾水…10ml

材　料（紗窗用防蟲噴霧）
• 精油…20 滴
• 無水酒精…25ml
• 蒸餾水…25ml

【做法】
❶在燒杯裡加入無水酒精和精油後攪拌均勻。
❷加入蒸餾水，混合均勻。
❸將完成品倒進保存容器，使用前請搖晃均勻。

【注意事項】請於 1 個月內使用完畢。

 → 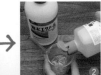 →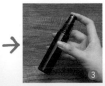

家用護理用品

讓精油成分滲透至身體裡，修護疲勞、疼痛等惱人症狀。既可以當作危機時的救星，也能當作日常生活的習慣。

濕敷巾

想舒緩眼部疲勞或肩膀痠痛時就用熱濕敷巾，如果是像曬傷的熱痛症狀就用冷濕敷巾！

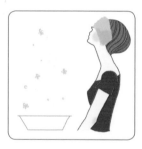

材　料 (熱濕敷巾)
● 精油…1~2 滴
● 約 60 度的熱水…適量

材　料 (冷濕敷巾)
● 精油…1~2 滴
● 冷水…適量

【做法】
❶在臉盆裡加入熱水（或冷水），滴入 1~2 滴精油後充分攪拌均勻。
❷拿著毛巾兩端，將中央部分泡進熱水（或冷水）後擰乾。將摺好的毛巾蓋在眼部上方或頸部後方，保持約 5 分鐘。

按摩油

只要改變稀釋比例就能做出身體用和臉部用的兩種按摩精油。

材　料 (身體用，約 2 次使用量)	材　料 (臉部用，約 4 次使用量)
● 精油…4 滴	● 精油…4 滴
● 基底油…10ml	● 基底油…20ml

【做法】
❶在燒杯裡加入基底油和精油後攪拌均勻。
❷將①倒進瓶子裡，搖晃均勻。
❸使用前也請先搖晃均勻。
【注意事項】請於 1 個月內使用完畢。

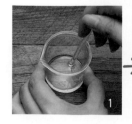 → 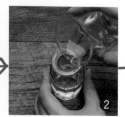 →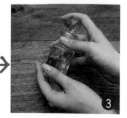

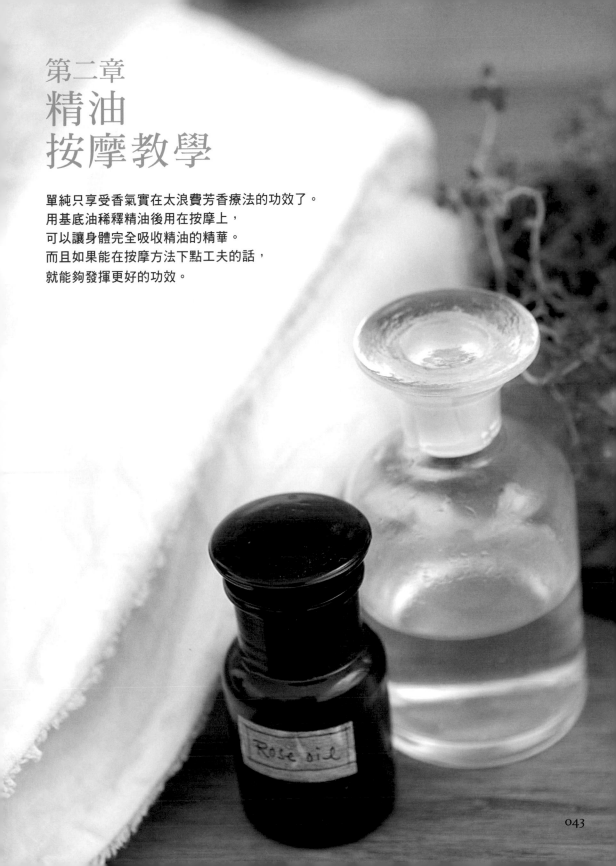

第二章
精油
按摩教學

單純只享受香氣實在太浪費芳香療法的功效了。
用基底油稀釋精油後用在按摩上，
可以讓身體完全吸收精油的精華。
而且如果能在按摩方法下點工夫的話，
就能夠發揮更好的功效。

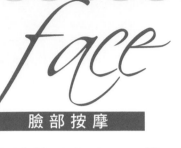

face

臉部按摩

如果想要有鵝蛋小臉和滑嫩肌膚的話，盡量養成在半身浴時或是臉部蒸氣浴 (P.30) 之後按摩的習慣。為了不增加肌膚的負擔，請在臉部塗上大量的按摩油，減低摩擦力之後再開始按摩。

塑造鵝蛋小臉和滑嫩肌膚！

1.

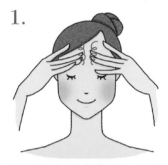

用中指和無名指腹，以畫螺旋方式從眉頭向上移動，將按摩精油推開來。重複按摩 10 次。

2.

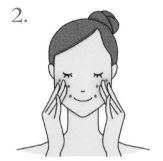

在顴骨上、臉頰中央、嘴唇兩側這三個地方，以畫圓方式移動中指和無名指，各按摩 10 次。

3.

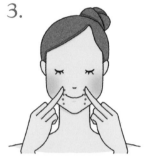

沿著鼻翼下方到嘴唇兩端這條線 (法令紋)，分成五、六個部分用中指輕輕按壓。每個部分各按壓 2～3 秒。

4.

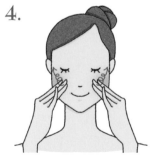

以鼻翼和嘴唇兩端的法令紋為起點往耳朵方向按摩，用食指、中指、無名指這三隻手指邊畫圓邊往上移動。重複按摩 10 次。

5.

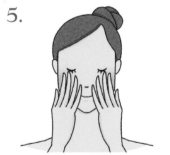

將雙手貼在臉部中心，像是要夾住鼻子一樣，一邊用手指畫圓一邊朝耳朵方向按摩。重複按摩 10 次。

6.

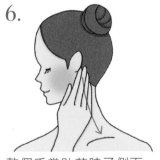

整個手掌貼著脖子側面，讓食指貼在從耳後到下巴這條線，往鎖骨方向輕擦。左右兩邊各重複按摩 10 次。

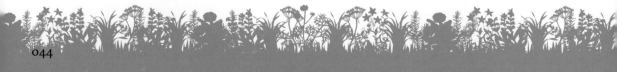

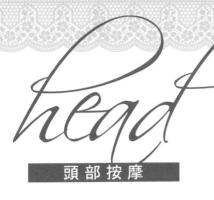

眼睛和肩膀等不適部位用熱濕敷巾 (P.42) 熱敷之後按摩，或是一邊享受半身浴或足浴 (P.31) 時一邊按摩，可以舒緩筋肉緊張，改善血液循環，推薦各位試試看。

頭部按摩

不只是眼睛疲勞和肩膀痠痛，就連頭痛都一掃而空！

按摩法 1

1.

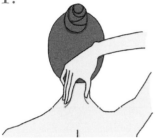

捏住頸部後方上下揉捏。重複按摩 10 次。

2.

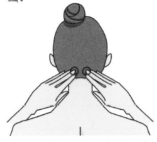

低頭後將食指、中指、無名指這三隻手指放在頭頸交界處的凹陷部分。

3.

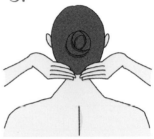

手指維持不動，頭上下移動。頭往上抬時像在做指壓按摩一樣，手指固定不要移動。重複按摩 10 次。

按摩法 2

1.

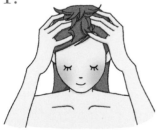

按摩整個頭皮，將五隻手指伸進頭髮裡輕輕按摩。

2.

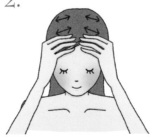

將指尖放在髮際線中央，左右移動指尖按壓頭部並且往頭頂方向移動。重複按摩 10 次。

3.

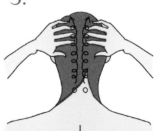

雙手從頭頸交界處的凹陷部分往頭頂方向移動，並且輕捏、按彈、或是以畫圓方式輕擦頭皮。重複按摩 10 次。

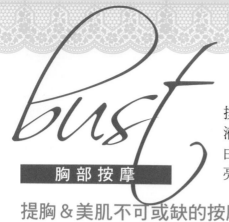

bust
胸 部 按 摩

按摩胸部除了有提胸的效果之外，還能促進血液循環和淋巴流動，達到美肌、美白功效。藉由每天按摩胸部，可以維持有彈性的胸部和漂亮的肌膚。

提胸＆美肌不可或缺的按摩！

1.
抬頭挺胸，將雙手的指尖併攏置於鎖骨下方，此時注意雙手要和地板平行。

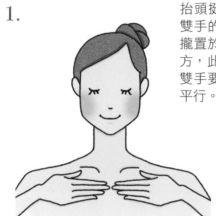

2.
像要把脖子往上拉一樣，嘴角上揚，同時手往腋下的方向輕擦，讓淋巴液流入淋巴結。重複按摩10次。

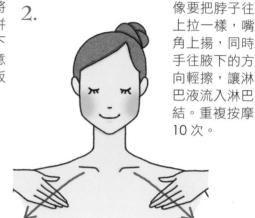

3.
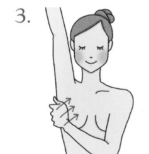
手臂往上抬，另一隻手放在抬手這一側的背後，將背後的贅肉推往胸部上方。左右各重複5次。

4.
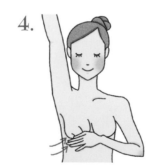
一樣將手臂往上抬，另一隻手置於胸部下方，將往腹部下垂的肉往胸部向上拉提。左右各重複5次。

5.
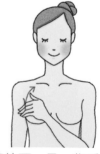
手臂放下，另一隻手往上輕擦和拉提胸部外側直到鎖骨為止，讓淋巴流進淋巴結。左右各重複5次。

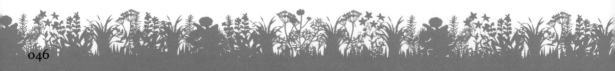

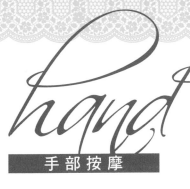

hand
手部按摩

若因身體冰冷等原因造成代謝緩慢，不只臉部和腳部，就連手也會水腫。而且雙手受人注意的程度其實意外的高，努力維持不論何時都很有精神、就連自己也會愛上的美麗雙手吧。

打造永不水腫纖細美手的按摩法

按摩法 1
· · · · · · · * · · · ·

1.

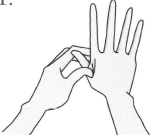

以拇指和食指抓住另一隻手的拇指根部後用力捏。用相同方式按摩另一隻手，雙手分別按摩 1 次。

2.

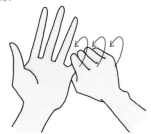

從小指到拇指的順序，用手握住整根手指並以旋轉方式按摩。用相同方式按摩另一隻手，雙手分別按摩 1 次。

3.

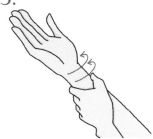

用整隻手握住另一邊的手腕，旋轉按摩同時慢慢往下移動，按摩到手肘為止。以相同方式按摩另一隻手，雙手分別按摩 5 次。重複 1～3 步驟 3 次。

按摩法 2
· · · · · · · * · · · ·

1.

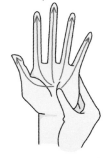

以稍強的力道從手掌中央往指尖方向按壓整隻手掌。以相同方式按摩另一隻手。

2.

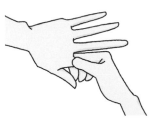

從手指根部往指尖方向旋轉搓揉每一隻手指。以同樣方式按摩另一隻手。

3.

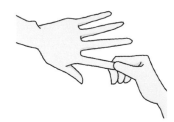

用力抓住每一隻手指的指甲根部，然後像要把手指彈開一樣快速抽開。以相同方式按摩另一隻手。重複 1～3 步驟 3 次。

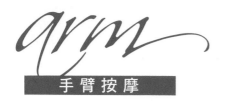

每到穿無袖衣服的夏天，上臂的掰掰肉最惱人了。其實這部位堆積了多餘的水分和老舊廢物。想要有自信地穿著輕薄的衣服，就選用具有燃燒脂肪功效的精油來按摩吧。

告別肉肉的蝴蝶袖！塑造纖細俐落手臂的按摩法

1.

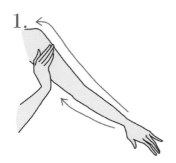

分別從手腕的內外側往上輕擦手臂，內側到腋下，外側到肩膀為止。以相同方式按摩另一隻手，雙手分別按摩 5 次。

2.

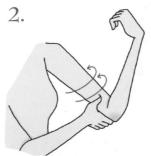

抓住上臂內側，旋轉按摩同時慢慢往上移動。以相同方式按摩另一隻手，雙手分別按摩 3 次。

3.

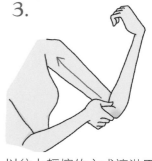

以往上輕擦的方式讓淋巴液流入腋下的淋巴結。以相同方式按摩另一隻手，雙手分別按摩 3 次。

4.

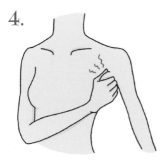

以整個手掌用力抓住腋下3 秒鐘，然後放開。另一邊腋下也同樣用力抓住再放開，兩邊各重複 5 次。

5.

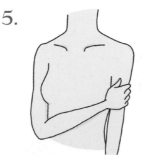

以整個手掌按壓上臂上部。以相同方式按摩另一邊。

6.

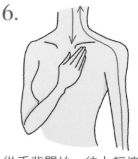

從手背開始，往上輕擦手肘、肩膀、頸部、直到頭頸交界處，再往鎖骨方向下輕擦。以相同方式按摩另一邊。

foot

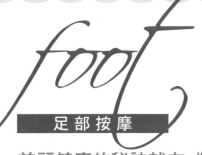

足部按摩

位於身體最底層的腳，也是最容易水腫的部位。腳底有很多反射區和穴道，當疲憊又沒時間的時候，至少也要按摩雙腳，隔天全身的狀況就會變得很不一樣。

美麗健康的秘訣就在 "足部" 按摩！

按摩法 1

1.

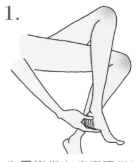

先用覺得有疼痛感但是舒服的力道按壓腳跟部分。以相同方式按摩另一腳。

按摩法 2

2.

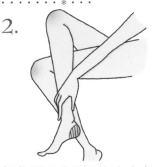

握住腳跟往腳踝方向向上輕揉，使淋巴液流入。以相同方式按摩另一隻腳。

按摩法 2

1.

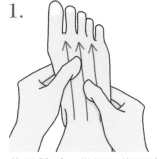

使用雙手，從腳踝往腳趾方向仔細地按摩腳背。

2.

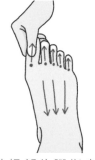

從腳趾根部往腳指尖搓揉，以稍強的力道按壓每一隻腳趾根部之後，再往相反方向輕擦整個腳底和腳背。

按摩法 3

1.

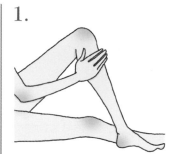

從腳踝到小腿肚往上輕擦整個雙腳，接著從膝蓋開始往上輕擦至大腿根部。

2.

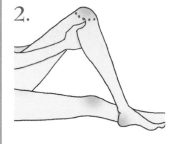

按壓膝蓋周圍之後，引導淋巴液流進膝蓋內側。以相同方式按摩另一邊。

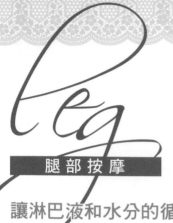

leg
腿部按摩

只要有纖細、線條又漂亮的美腿，平常走路看起來就會很性感。使用精油的按摩法不只能雕塑纖細美腿，還能改善血液循環，讓肌膚柔嫩光滑。請將腿部按摩當作每天洗澡後的例行公事吧！

讓淋巴液和水分的循環順暢，提升新陳代謝！

1.

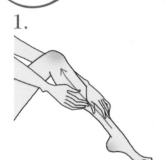

用雙手手掌溫柔地從腳踝往膝蓋方向輕擦。以相同方式按摩另一隻腿，各重複 5 次。

2.

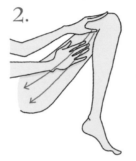

接下來同樣溫柔地從膝蓋往大腿根部方向輕擦。以相同方式按摩另一隻腿，各重複 5 次。

3.

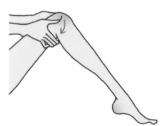

將雙手的拇指放在膝蓋的兩側，用像是往兩旁推開的方式讓淋巴液流進膝蓋內側。以相同方式按摩另一隻腿，各重複 5 次。

4.

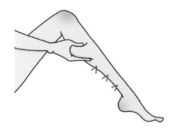

從腳踝往膝蓋內側的方向，使用整個手掌往上揉捏按摩小腿。以相同方式按摩另一隻腿。

5.

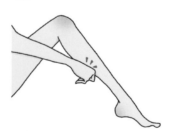

同樣的，從腳踝往膝蓋內側的方向，握拳後用手背部分輕輕往上敲打小腿肚。以相同方式按摩另一隻腿。

6.

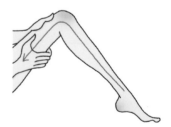

腿部內側以腳踝→膝蓋→大腿方向滑動手指輕擦，殘留的老舊廢物全都會流入大腿根部的淋巴結。相同方式按摩另一隻腿。

body

腹部按摩

支撐內臟的肌肉衰弱，疲累的內臟下垂是造成小腹凸起的原因之一。要消除小腹凸起的困擾，可利用淋巴按摩和精油的力量，先從清除肚子裡的廢物開始做起，此方法還有消除便秘的效果。

集中按摩令人介意的小腹！

1.

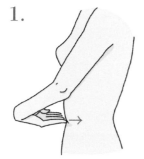

雙手食指到小指這四隻手指抵在肋骨下方，邊吐氣邊施力往內壓，像要把手指插進去一樣，停留 3 秒再離開。重複按摩 3 次。

2.

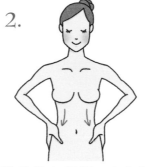

雙手放在腰部，夾住側腹往下推同時輕擦。或者一邊揉捏一邊往下推也OK。重複按摩 10 次。

3.

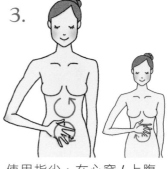

使用指尖，在心窩 (上腹部中央凹陷處) 周圍從上往下順時針畫圓輕擦，肚臍周圍則是從下往上逆時針畫圓輕擦。再用整個手掌以相同方式輕擦腹部。

4.

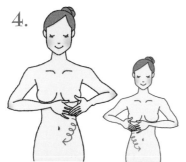

從左側肋骨下方往肚臍方向以畫螺旋方式按摩。以同樣方法按摩另一邊，各重複 5 次。

5.

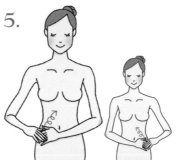

接下來從右側髖骨附近開始，朝著肚臍上方以畫螺旋方式按摩。以同樣方法按摩另一邊，各重複 5 次。

6.

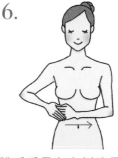

雙手重疊在右側肋骨正下方，往左右方向輕擦。以相同方式按摩另一側，各重複 5 次。

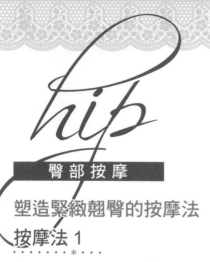

因從事辦公室職務而長時間久坐，容易導致屁股下垂。美臀的關鍵就在於屁股和大腿的交界處！使用有瘦身效果的精油，能夠防止橘皮組織形成，同時塑造出美麗的臀部曲線。

臀部按摩

塑造緊緻翹臀的按摩法

按摩法 1

1.

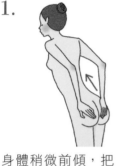

2.

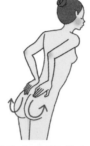

身體稍微前傾，把手放在臀部跟大腿的交界處，捧著臀部的肉往上抬。重複按摩 5 次。

將手貼在腰部後直接往下推，通過臀部跟大腿的交界處再從兩側往上輕擦回到腰部。重複按摩 5 次。

按摩法 2

1.

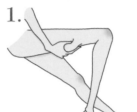

2.

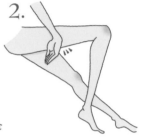

從膝蓋往臀部方向，用整個手掌揉捏按摩大腿內側。

接下來一樣是按摩大腿內側，不過方向相反，雙手呈手刀形狀從臀部往膝蓋方向敲打。

按摩法 3

1.

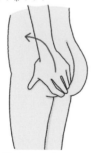

2.

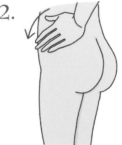

3.

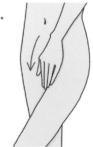

手放在臀部跟大腿交界處，抓住臀部肉往上提。

接著順著臀部的曲線直接朝髖骨方向往上輕擦。

從髖骨上方往前面的大腿根部按摩，讓淋巴液流進淋巴結。

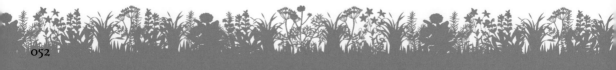

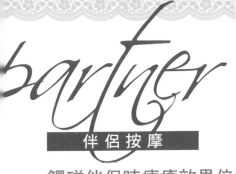

伴侶按摩

信任的對象碰觸自己是件令人開心的事。按摩時如果帶著想要療癒對方的心情，就更加令人開心了。請夫妻或戀人們嘗試看看，精油還能用在浪漫的用途上。

觸碰伴侶時療癒效果倍增！

按摩法 1

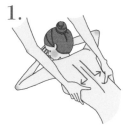

1.
使用整個手掌從脖子根部沿脊椎方向輕擦，到脊椎 ½ 處時手掌往腹部的左右兩側移動。

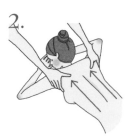

2.
從側腹到腋下，使用手掌和手指慢慢地往上輕擦身體的側面和背後。

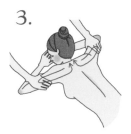

3.
然後從腋下往手肘方向輕擦手臂，接下來再往肩胛骨內側的方向輕擦回來，讓淋巴液流進脖子根部。

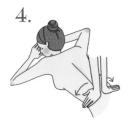

4.
將雙手放在腰部，輕輕施加體重下壓並往兩側輕擦。慢慢重複步驟 1～4 共 10 次。

按摩法 2

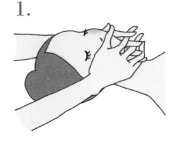

1.
讓對方仰躺，伸出兩手到下巴下方處交叉。

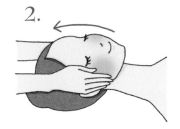

2.
以中指為中心輕輕施加力道，通過臉頰和太陽穴往上輕擦。重複按摩 10 次。

按摩法 3

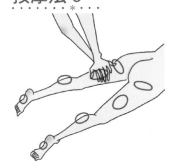

雙手交疊，依照腳底、小腿肚、大腿、臀部與大腿交界處的順序，施加體重按壓。各重複按壓 3 次。

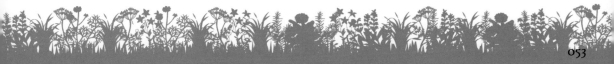

香味即是魅力～向歷史人物學習香氣的使用方法

香氣既無法看見也無法觸摸，或許就是因為這樣，才會給人浪漫的印象。

自古以來將香氣使用在美容或戀愛，甚至是事業用途上的歷史人物不勝其數，或許這就是最有力的證據。

遠在芳香療法這個名詞出現之前，人類就已經過著使用芳香療法的生活了，在此向各位介紹幾個知名的例子。

埃及豔后的玫瑰

據說埃及豔后之所以能讓羅馬的武將們拜倒在她的石榴裙下，其實跟傳說中的美貌無關，而是靠她的聰慧。她一定是一位擅長表現自己、展現魅力的女性。

聽說其中之一的技巧就是使用玫瑰的表現方法。埃及豔后非常有名的就是喜愛玫瑰漂浮在水面上的美容用「香水浴」，還有奢華地將玫瑰花瓣鋪在地板和床上款待心愛的人這些逸話。而且，對她而言這麼做是為了守護埃及，也等於是她的事業。此外，豐郁的香氣也是為了向臣子和民眾展示自己身為神之子法老王的神聖性。

匈牙利王妃的返老還童之水

伊麗莎白王妃據說是 14 世紀左右真實存在於匈牙利的人物，這位王妃在 70 幾歲時還被鄰國 20 幾歲的王子求婚，據說她使用過的香水配方，至今依然以「匈牙利王妃的返老還童之水」(收錄於本書 P.98) 的名稱流傳下來。這則逸聞清楚顯示出，自古以來「抗老化」對女性來說就是很重要的主題。還有就是女性不論到了幾歲，想要戀愛的心情應該都不會改變。

源氏物語中的風雅香氣

在日本的平安時代，香氣等於一個人的教養。

源氏物語描述當時身為政治中心，同時也走在流行最前端的宮廷人物。在這個故事裡登場的人們都散發著符合其個性的香氣。例如源氏最心愛的妻子紫之上會將紅梅的香氣薰在衣服上。

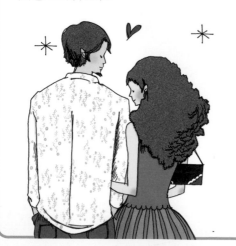

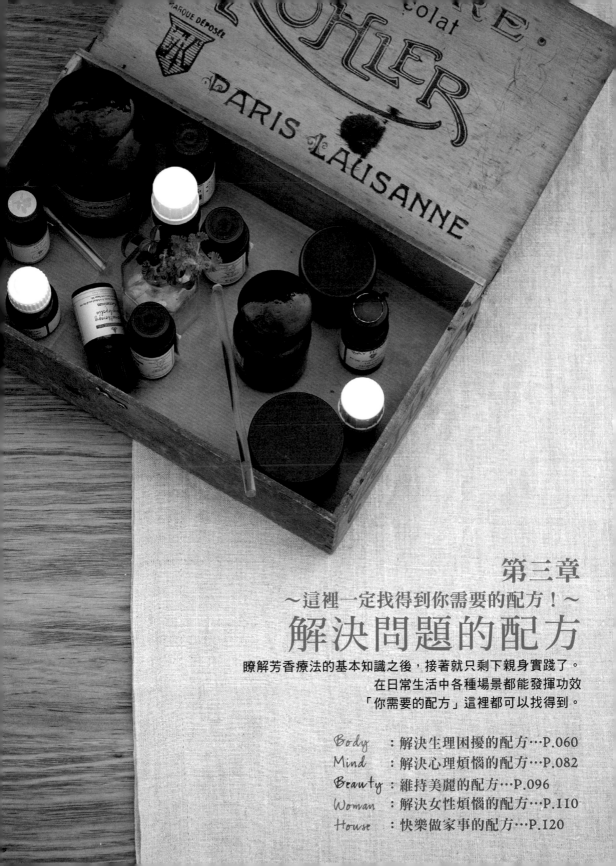

第三章
~這裡一定找得到你需要的配方!~
解決問題的配方

瞭解芳香療法的基本知識之後,接著就只剩下親身實踐了。
在日常生活中各種場景都能發揮功效
「你需要的配方」這裡都可以找得到。

配方的閱讀方法

本章節準備了對應日常生活中各種狀況的 333 種配方。
希望各位能夠特別注意配方內的 aroma image(香氣描述)，光看材料無法得知香氣，所以我們試著描述各個配方給人的印象。希望各位除了依照煩惱和症狀選擇配方之外，也能嘗試自己覺得有興趣的香氣配方。這些配方不只是針對初學者，也提供總是使用相同組合的老手們全新的芳香樂趣。

症狀、煩惱
請找出符合自己狀況的
煩惱或症狀。

配方名稱
用短短的一句話表現出
調配配方時的感覺、適
用的場景、香氣的印
象。就像是雞尾酒的名
稱一樣。

配方編號
No.001 ～ No.333，每
一個配方都加以編號。

香氣的類別
精油依照萃取植物或香
氣的種類分為辛香調、
樹脂調、東方調、花香
調、柑橘調、香草調 7
種類別，這裡使用了圖
示來表現精油的類別。
精油們的適性請參考香
氣的特徵 (P.20)。

香氣描述
配方中的精油調合後的香氣描
述。這邊介紹的香氣描述，是
根據多位試用者提出的感想編
輯而成，請將其作為配方選擇
的參考。因為每個人對香味的
感受性都不同，這裡的描述只
是主觀的感覺，並非所有人共
通的印象。

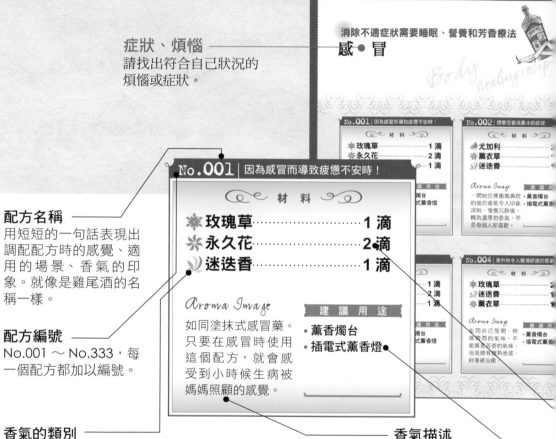

消除不適症狀需要睡眠、營養和芳香療法
感 ● 冒

Body healing recip

No.001 | 因為感冒而導致倦怠不安時！

No.002 | 想要改善流鼻水的症狀

材 料
尤加利
薰衣草
迷迭香

Aroma Image
一開始彷彿衝進鼻腔
的強烈香氣令人印象
深刻，慢慢沉靜後，
精為濃厚的香氣，不
是每個人都喜歡。

No.001 | 因為感冒而導致疲憊不安時！

材 料
玫瑰草⋯⋯⋯⋯⋯⋯⋯1 滴
永久花⋯⋯⋯⋯⋯⋯⋯2 滴
迷迭香⋯⋯⋯⋯⋯⋯⋯1 滴

Aroma Image
如同塗抹式感冒藥。
只要在感冒時使用
這個配方，就會感
受到小時候生病被
媽媽照顧的感覺。

建 議 用 途
● 薰香燭台
● 插電式薰香燈

No.004 | 意外地令人覺得舒適的香氣

材 料
玫瑰草
迷迭香
薰衣草

Aroma Image
如同自己房間，稍
微閉間的氣味，不
能算是芳香的氣味，
但是總有熟悉感，
好像被治癒。

● 薰香燭台
● 插電式薰香

症狀的說明及對策

統整了不同的煩惱和症狀的原因，以及幫助改善問題的建議。並針對不同煩惱精選出特別推薦的精油，請各位參考看看。

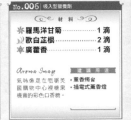

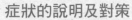
Body：解決生理困擾的配方

感冒的正式名稱是「上呼吸道感染症候群」，指呼吸器官的發炎症狀。一般的感冒會緩慢地出現流鼻水、打噴嚏、咳嗽、輕微發燒等症狀。

引起感冒的原因幾乎都是病毒感染，此種病毒的特性是在空氣乾燥的地方或寒冷地帶容易繁殖，因此在空氣乾燥的冬季或使用空調的室內時，喉嚨和鼻腔的黏膜都很乾燥，成為更容易感染病毒的狀態。平常就要注意保持濕度，增強對病毒的抵抗力。預防感染。不論在感冒前或是感冒時，都推薦各位使用具有提高免疫力效果的尤加利精油和具有殺菌效果的檸檬精油。

No.005 雖然很疲倦但只要再撐一下

材料
- 松樹 .... 2 滴
- 檸檬 .... 2 滴

Aroma Image
像氣味特殊的古岡左拉起司，也有人認為像新折封的拖鞋味道，是有人喜歡有人討厭的味道。

建議用途
- 薰香燭台
- 插電式薰香燈

No.006 吸入型營養劑

材料
- 羅馬洋甘菊 .... 1 滴
- 歐白芷根 .... 2 滴
- 廣藿香 .... 1 滴

Aroma Image
氣味像是在百貨公司購物中心裡兜售垮掉的彩色口香糖。

建議用途
- 薰香燭台
- 插電式薰香燈

No.007 這樣的狀態已經持續一週了…

材料
- 絲柏 .... 2 滴
- 茶樹 .... 1 滴
- 茴香 .... 1 滴

Aroma Image
像是帶有些微寂寞感的夏末海岸氣味，混合著岩石的香味和奧販賣的食物等許多味道的氣味。

建議用途
- 薰香燭台
- 插電式薰香燈

另外還推薦各位使用這些精油

甜橙、德國洋甘菊、葡萄柚、丁香、杜松、薑、百里香、橙花、羅勒、苦橙葉、黑胡椒、岩蘭草、薄荷、佛手柑、甜馬鬱蘭、沒藥、香蜂草、西洋蓍草、檸檬草、花梨木

061

問題解決的類別

Body： 解決生理困擾的配方
Mind： 解決心理煩惱的配方
Beauty： 維持美麗的配方
Woman： 解決女性煩惱的配方
House： 快樂做家事的配方
Love： 幫助戀愛的配方
Fight： 振作精神和身體的戰鬥配方

另外還推薦使用這些精油

針對每一種症狀和煩惱提出了 7 種配方，這裡則是介紹沒有使用到的精油，可活用在調配自己獨創的配方。

材料

標示所使用的精油和分量。

建議用途

介紹最能發揮此配方效果並改善問題的使用方法。請參考第一章「享受精油的樂趣 (P.28 ～ 42)」的精油用品使用方法，以及第二章「精油按摩教學 (P.43 ～ 53)」的按摩法。

一起來調配精油

雖然單一種精油就能發揮效果，不過調配多種精油既可以享受到更多的香氣，又能得到相乘的效果。只要知道調配的基本原理，就能簡單地做出獨一無二、專屬於自己的香氣。

> 這邊以改善「失眠」症狀的按摩油（基底油10ml）為例子，介紹調配的順序。

① 選擇基底香氣

請從功效一覽表（P.16～19）找出可解決自己煩惱的功效，再從列舉出的精油裡選出喜歡的香氣。

> 例：煩惱－失眠
> 　　功效－鎮靜
> 　　選擇精油－檀香

② 選擇搭配精油

決定搭配精油的方式有兩種。

ⓐ. 從香氣種類選擇

參考香氣的特徵 (P.20) 來決定搭配的精油。相同種類或是圓圈相鄰的精油都適合互相搭配。利用這個方法先選出1～2種自己喜歡的香氣。

> 例：檀香⟹東方調
> 　　同為東方調⟹玫瑰草
> 　　相鄰的花香調⟹薰衣草 ］選擇

ⓑ. 從精油調性選擇

調性代表了精油的揮發性，分為三個階段，調性選擇得當，不但香氣散發時間長，香氣的深度也會被帶出。

●前調…最先散發出來的輕柔香氣，也是整體香氣的第一印象。
●中調…接續前調散發出的香氣，會左右調配後香氣的印象。
●後調…經過一段時間後散發出的香氣，具有持續力。

> 例：檀香⟹後調
> 　　前調⟹玫瑰草
> 　　中調⟹薰衣草 ］選擇

Point

能夠選用調性相配的香氣是最好的，不過初學者還是先從具有相同功效的精油種類→香氣的種類→調性的順序開始選擇比較好。就算香氣的調性不合也無需太過在意。

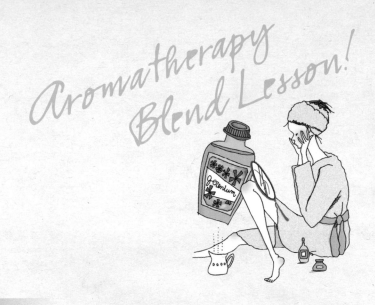

③ 接下來，確認香氣！

打開選好精油的蓋子，距離鼻子約 15 公分試聞。

※ 其他試聞的方法還有使用試香紙試聞、或是用手邊有的棉花滴上精油後試聞。只要不會對選出來的香氣組合有厭惡感即可。

④ 以香氣強度 (BF) 為基準決定精油的分量

Blend Factor（BF）是代表香氣強度的數字，1 是最強烈的香氣，香氣的強度隨著數字增加而遞減。不需要想太多，只要把它當作用量參考來利用即可。

> 例：製作身體用按摩油 (10ml)
> 依據調配濃度快速參考表
> ➡ 10ml 基底油－精油 4 滴
> 檀香的 BF ➡ 5～7(中) ➡ 2 滴
> 玫瑰草的 BF ➡ 2～4(強) ➡ 1 滴
> 薰衣草的 BF ➡ 5～6(中) ➡ 1 滴

調配濃度快速參考表 (每一滴精油為 0.05ml)

基底油的分量	10ml	20ml	30ml	40ml	50ml
臉部用 (濃度 1%)	2 滴	4 滴	6 滴	8 滴	10 滴
身體用 (濃度 2%)	4 滴	8 滴	12 滴	16 滴	20 滴

⑤ 與基底油混合

在燒杯裡加入基底油，加入步驟④決定好的精油滴數，攪拌均勻之後倒進遮光瓶中。

> 例：基底油　10ml
> 檀香　　2 滴
> 玫瑰草　1 滴　　混合
> 薰衣草　1 滴

上述內容為調配的順序。只要能夠遵守基本規則，就能運用自己的感性享受許多樂趣。芳香療法最重要的一點就是享受「喜歡的香味」，而舒適的香氣也可以說是我們身心所需的能量。

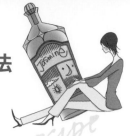

消除不適症狀需要睡眠、營養和芳香療法
感　冒

Body healing recipe

No.001 | 因為感冒而導致疲憊不安時！

材料

🌼 玫瑰草 …………………… 1 滴
✳ 永久花 …………………… 2 滴
🌿 迷迭香 …………………… 1 滴

Aroma Image

如同塗抹式感冒藥。
只要在感冒時使用
這個配方，就能感
受到小時候生病被
媽媽照顧的感覺。

建議用途
- 薰香燭台
- 插電式薰香燈

No.002 | 想要改善流鼻水的症狀

材料

🍃 尤加利 …………………… 2 滴
✳ 薰衣草 …………………… 1 滴
🌿 迷迭香 …………………… 1 滴

Aroma Image

一開始彷彿衝進鼻腔
的強烈香氣令人印象
深刻，慢慢沉靜後，
轉為濃厚的香氣，不
是每個人都喜歡。

建議用途
- 薰香燭台
- 插電式薰香燈

No.003 | 想念家人時

材料

🍃 綠花白千層 …………… 1 滴
🍃 尤加利 …………………… 2 滴
🍊 檸檬 ……………………… 1 滴

Aroma Image

像是用很久的榻榻
米潮濕氣味，可能
會認為不是很好的
味道，但卻會讓人
安心的懷念香氣。

建議用途
- 薰香燭台
- 插電式薰香燈

No.004 | 意外地令人覺得舒適的香氣

材料

🌼 玫瑰草 …………………… 2 滴
🌿 迷迭香 …………………… 1 滴
✳ 薰衣草 …………………… 1 滴

Aroma Image

如同自己房間，稍
微悶悶的氣味，不
能算是芳香的氣味，
但是總有種熟悉感，
好像被治癒。

建議用途
- 薰香燭台
- 插電式薰香燈

感冒的正式名稱是「上呼吸道感染症候群」，指呼吸器官的發炎症狀。一般的感冒會緩慢地出現流鼻水、打噴嚏、咳嗽、輕微發燒等症狀。

引起感冒的原因幾乎都是病毒感染，此種病毒的特性是在空氣乾燥的地方或寒冷地帶容易繁殖，因此在空氣乾燥的冬季或使用空調的室內時，喉嚨和鼻腔的黏膜都很乾燥，成為更容易感染病毒的狀態。平常就要注意保持濕度，增強對病毒的抵抗力，預防感染。不論在感冒前或是感冒時，都推薦各位使用具有提高免疫力效果的尤加利精油和具有殺菌效果的檸檬精油。

No.005 雖然很疲憊但只要再撐一下

材 料

🌲 松樹 ……………… 2 滴
🍊 檸檬 ……………… 2 滴

Aroma Image

像氣味特殊的古岡左拉起司，也有人說像新拆封的拖鞋味道，是有人喜歡有人討厭的味道。

建議用途
• 薰香燭台
• 插電式薰香燈

No.006 吸入型營養劑

材 料

❋ 羅馬洋甘菊 ……… 1 滴
🌙 歐白芷根 ………… 2 滴
❀ 廣藿香 …………… 1 滴

Aroma Image

氣味像是在咀嚼美國購物中心裡糖果機賣的彩色口香糖。

建議用途
• 薰香燭台
• 插電式薰香燈

No.007 這樣的狀態已經持續一週了…

材 料

🌳 絲柏 ……………… 2 滴
🌲 茶樹 ……………… 1 滴
🌙 茴香 ……………… 1 滴

Aroma Image

像是帶有些微寂寞感的夏末海岸氣味，混合著岩石的香味和攤販賣的食物等許多味道的氣味。

建議用途
• 薰香燭台
• 插電式薰香燈

另外還推薦各位使用這些精油

甜橙、德國洋甘菊、葡萄柚、丁香、杜松、薑、百里香、橙花、羅勒、苦橙葉、黑胡椒、岩蘭草、薄荷、佛手柑、甜馬鬱蘭、沒藥、香蜂草、西洋蓍草、檸檬草、花梨木

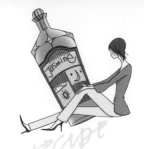

舒緩喉嚨的不適症狀
咳嗽 & 喉嚨痛

Body healing recipe

No.008 咳嗽 精神也隨著喉嚨清爽起來！

材 料

🌿 茶樹 ……………………… 2 滴
🍊 佛手柑 …………………… 2 滴

Aroma Image

這個配方的特徵是跟鉛筆芯類似的稍重酒精氣味，直接衝往腦門的強烈刺激讓人無法自拔。

建議用途
- 薰香燭台
- 插電式薰香燈

No.009 咳嗽 雖然沙啞的聲音也很性感

材 料

🔥 乳香 ……………………… 1 滴
🌿 迷迭香 …………………… 3 滴

Aroma Image

帶有都會感覺的精明成熟香味，也有人描述此配方有如天使般的甜蜜。此配方可說是種複雜的香氣。

建議用途
- 薰香燭台
- 插電式薰香燈

No.010 咳嗽 減輕痛苦的香氣

材 料

🌲 絲柏 ……………………… 2 滴
🌿 茴香 ……………………… 1 滴
🍊 檸檬 ……………………… 1 滴

Aroma Image

像是帶有些微濕氣的乾草味，樸實但又能讓人放鬆的香氣。

建議用途
- 薰香燭台
- 插電式薰香燈

No.011 咳嗽 刺鼻的才是良藥

材 料

🌲 雪松 ……………………… 1 滴
✨ 薑 ………………………… 2 滴
🌿 薄荷 ……………………… 1 滴

Aroma Image

像全新運動鞋的味道。不屬於美好香氣，但不知為何多數人都想多聞一下這個味道，且越久越好。

建議用途
- 薰香燭台
- 插電式薰香燈

咳嗽是身體的生理反應，目的是排出喉嚨、氣管、支氣管中的異物。感染的細菌和病毒、以及吞噬掉病毒的白血球的屍骸都變成痰排出之後，幾乎所有的咳嗽症狀都會自然停止。喉嚨痛的最大的成因也是受到病毒或細菌的感染。請養成外出回家後漱口的習慣以保護喉部黏膜，喉嚨感到不適時，推薦各位使用能夠提高免疫力的茶樹精油和具有止痰效果的尤加利精油。

No.012 喉嚨痛 感覺「快要感冒了？」

材料

丁香	1 滴
薰衣草	1 滴
檸檬	2 滴

Aroma Image

給人感覺像是溫和的泰式咖哩，不會太過辛辣的辛香料氣味很好聞。

建議用途
- 薰香燭台
- 插電式薰香燈

No.013 喉嚨痛 在茂密草叢中深呼吸

材料

茶樹	2 滴
永久花	1 滴
尤加利	1 滴

Aroma Image

小時候在草叢中追逐蝗蟲時，包圍身體的空氣中帶著青草和泥土的氣味。

建議用途
- 薰香燭台
- 插電式薰香燈

No.014 喉嚨痛 能夠轉換精神不濟的心情

材料

羅勒	1 滴
肉桂葉	1 滴
花梨木	2 滴

Aroma Image

很像賣亞洲風家具的室內裝潢店裡散發出來的木頭和亮光漆的混合氣味。

建議用途
- 薰香燭台
- 插電式薰香燈

另外還推薦各位使用這些精油

歐白芷根、德國洋甘菊、葡萄柚、檀香、杜松、天竺葵、百里香、綠花白千層、橙花、松樹、廣藿香、玫瑰草、苦橙葉、岩蘭草、安息香、甜馬鬱蘭、沒藥、西洋蓍草、檸檬草

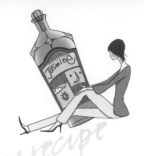

頭疼而無法做事，或什麼都不想做時

頭　痛

Body healing recipe

No.015 ｜ 很像藥物，感覺很有效

～ 材料 ～

✿ 羅馬洋甘菊 ……………… 2 滴
✿ 薰衣草 ………………… 1 滴
❀ 迷迭香 ………………… 1 滴

Aroma Image

衝擊鼻腔的第一印
象非常強烈，令人
期待其功效可一掃
盤據在頭部的沉重
感。

建議用途
• 薰香燭台
• 按摩油
• 沐浴油

No.016 ｜ 逃避現實用

～ 材料 ～

✿ 茉莉原精 ………………… 1 滴
✿ 橙花 …………………… 1 滴
◉ 香蜂草 ………………… 2 滴

Aroma Image

「女人香」說不定
就是在指這種味
道，此香味會讓人
想起古早時代的化
妝品。

建議用途
• 薰香燭台
• 按摩油
• 沐浴鹽

No.017 ｜ 體諒虛弱的自己

～ 材料 ～

✿ 岩蘭草 ………………… 1 滴
◉ 檸檬 …………………… 1 滴
❀ 迷迭香 ………………… 2 滴

Aroma Image

如同數年沒打開的
儲藏室開啟時飄散
出來的灰塵氣味，
不知為何令人感到
懷念。

建議用途
• 薰香燭台
• 沐浴鹽
• 氣泡入浴劑
• 按摩油

No.018 ｜ 總之先從這個疼痛中解放

～ 材料 ～

❀ 甜馬鬱蘭 ………………… 2 滴
◉ 檸檬 …………………… 1 滴

Aroma Image

給人視野開闊、呵
護眼睛的印象，甚
至還有人的感想是
覺得未來變得充滿
希望。

建議用途
• 薰香燭台
• 沐浴鹽
• 氣泡入浴劑
• 按摩油

　　有慢性頭痛煩惱的人數逐年增加。引起頭痛的原因非常多，像是日常生活中的姿勢不良、荷爾蒙失調等等。但是頭痛的成因大多是壓力、不安等精神負擔，或辦公室工作和電腦使用過度造成眼部、肩頸、頭部肌肉過度疲勞所致。

　　只要有頭痛症狀就難以享受任何樂趣。希望各位能夠改變日常生活習慣、在工作或是念書的空檔做做伸展操，從日常小地方開始呵護自己。並且使用具有鎮靜效果的薰衣草和橘子等精油慰勞疲憊的神經。

No.019 ｜今天一整天都在床上靜養

材料

❋ 廣藿香 .... 1 滴
🌿 薄荷 .... 1 滴
❋ 薰衣草 .... 2 滴

Aroma Image

如同硯台磨墨的氣味。感覺像是爽朗認真又適合穿和服的有禮男性。給人「沉靜」的印象。

建議用途
- 薰香燭台
- 沐浴油
- 按摩油

No.020 ｜阿嬤的溫暖

材料

❋ 德國洋甘菊 .... 1 滴
❋ 岩蘭草 .... 2 滴
◍ 佛手柑 .... 1 滴

Aroma Image

如同汽車奔馳在高速公路時，打開車窗從外面吹進來的氣味。是一種複雜的香氣。

建議用途
- 薰香燭台
- 沐浴鹽
- 按摩油

No.021 ｜治癒疼痛的甜蜜香氣

材料

🌲 雪松 .... 1 滴
◍ 橘子 .... 2 滴
🍃 花梨木 .... 1 滴

Aroma Image

給人的印象如同亞洲路邊小販在賣的各色水果，甜蜜的香味當中還能感受到辛辣味。

建議用途
- 薰香燭台
- 氣泡入浴劑
- 按摩油

另外還推薦各位使用這些精油

歐白芷根、葡萄柚、檀香、杜松、薑、天竺葵、百里香、綠花白千層、松樹、羅勒、廣藿香、玫瑰草、苦橙葉、永久花、安息香、甜馬鬱蘭、沒藥、西洋蓍草、尤加利、檸檬草

用香氣療癒工作過度引起的疼痛和疲憊
眼睛疲勞＆肩頸痠痛

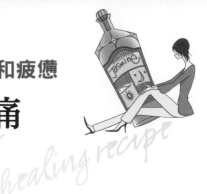

Body healing recipe

No.022 眼睛疲勞 想要眼睛明亮清楚時

❀ 材　料 ❀

❀ 羅馬洋甘菊	1 滴
❀ 橙花	2 滴
🍃 甜馬鬱蘭	1 滴

Aroma Image

彷彿經過建設中的木造房子時散發出來的絕佳清爽氣味。在辦公室裡也適合使用。

建議用途
- 按摩油
- 熱濕敷巾

No.023 眼睛疲勞 閉上眼睛讓感覺清晰

❀ 材　料 ❀

🌲 綠花白千層	2 滴
❀ 薰衣草	1 滴
❀ 奧圖玫瑰	1 滴

Aroma Image

給人的印象如同踏進高級旅館時感受到的高雅香氣。不會太偏日本風是其魅力所在。

建議用途
- 按摩油
- 熱濕敷巾

No.024 眼睛疲勞 樸素的花朵項鍊香氣

❀ 材　料 ❀

🍊 佛手柑	3 滴
❀ 薰衣草	1 滴

Aroma Image

像是身處寬廣的花田裡。雖然帶著甜蜜的香味，但跟大朵的花香有些不同的樸素香氣。

建議用途
- 按摩油
- 熱濕敷巾

No.025 眼睛疲勞 想要振奮精神的時候

❀ 材　料 ❀

❀ 檀香	1 滴
🍃 薄荷	2 滴
🍃 西洋蓍草	1 滴

Aroma Image

像尚未成熟，還沒散發甜蜜氣味的青梅，有點青澀和堅硬的印象。適合不喜歡甜香氣的人。

建議用途
- 按摩油
- 熱濕敷巾

眼睛疲勞是因為過度使用眼睛，導致眼球週圍的肌肉疲勞所引起的。而睡眠是為了讓眼睛有時間休息，但是最近因為睡眠時間減少而感到眼睛疲勞的人越來越多。推薦各位使用具有鎮痛效果的薰衣草精油。

肩頸痠痛的原因則有長時間維持同樣姿勢、眼睛疲勞、齒列咬合不正、肌力不足、運動不足、肩膀下垂、肥胖等等。壓力也是造成肩頸痠痛的原因之一，身體感受到壓力後會造成肌肉緊張，導致體內的血液循環惡化。請試試有排除老舊廢物效果的杜松精油。

No.026 肩頸痠痛 肩頸痠痛就是要用酸痛貼布

材 料

* 檀香……………………1 滴
* 杜松……………………1 滴
* 迷迭香…………………2 滴

Aroma Image
給人的感覺像是在貼痠痛貼布一樣。對肌肉僵硬特別有效，再加上清涼，還有一點刺激感。

建議用途
* 沐浴油
* 氣泡入浴劑
* 手浴
* 按摩油
* 熱濕敷巾

No.027 肩頸痠痛 會上癮的香氣似乎很有效

材 料

* 松樹……………………1 滴
* 沒藥……………………1 滴
* 尤加利…………………2 滴

Aroma Image
會讓人想起玄關門口疊起來的拖鞋、古早味的護士帽等等古老醫院的氣味。

建議用途
* 沐浴油
* 沐浴鹽
* 氣泡入浴劑
* 按摩油
* 熱濕敷巾

No.028 肩頸痠痛 可以帶進電車裡的香氣

材 料

* 甜馬鬱蘭………………2 滴
* 乳香……………………1 滴
* 花梨木…………………1 滴

Aroma Image
新鮮的氣味。給人的感覺像是尚未熟透的檸檬切成兩半，用力擠壓之後四處噴濺的果汁香氣。

建議用途
* 氣泡入浴劑
* 手浴
* 熱濕敷巾

另外還推薦各位使用這些精油

眼睛疲勞
依蘭、甜橙、德國洋甘菊、丁香、絲柏、檀香、雪松、肉桂葉、茉莉原精、杜松

肩頸痠痛
天竺葵、百里香、綠花白千層、橙花、羅勒、廣藿香、苦橙葉、黑胡椒、岩蘭草、薄荷、佛手柑、安息香

香氣不僅能舒緩疼痛還能療癒心情
胃　痛

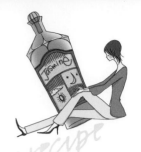

Body healing recipe

No.029 | 躺下來舒緩、療癒身體

材　料

🌿 甜馬鬱蘭 ·················· 2 滴
❋ 薰衣草 ···················· 2 滴

Aroma Image

像負離子或是嫩草
的氣味。躺在河邊
的草叢裡，大口吸
進空氣時，就會聞
到類似的味道。

建議用途
• 按摩油
• 熱濕敷巾

No.030 | 酸苦的滋味令人覺得舒服

材　料

◉ 佛手柑 ···················· 2 滴
❋ 薰衣草 ···················· 1 滴
◉ 檸檬草 ···················· 1 滴

Aroma Image

醃在密封容器裡的手
作蜂蜜漬檸檬的味
道。給人感覺不僅是
甜味和酸味，還帶有
檸檬皮的苦澀香氣。

建議用途
• 按摩油
• 熱濕敷巾

No.031 | 讓全身都放鬆的香氣

材　料

❋ 永久花 ···················· 1 滴
🌿 薄荷 ······················ 1 滴
❋ 薰衣草 ···················· 2 滴

Aroma Image

像是夏天的游泳池
消毒室裡飄散的空
氣。帶著微妙甘甜
的潮濕香氣。

建議用途
• 按摩油
• 熱濕敷巾

No.032 | 食慾都被勾起來了！

材　料

❋ 永久花 ···················· 2 滴
🌿 花梨木 ···················· 1 滴
🌿 迷迭香 ···················· 1 滴

Aroma Image

像泰式料理和甜辣
醬的酸甜香味。說
是鮮明的氣味，更
像是煙霧上升一樣
有個性的香氣。

建議用途
• 按摩油
• 熱濕敷巾

胃痛的原因除了天生胃不好的體質或飲食過量之外，幾乎都是精神上的原因。胃是非常纖細的內臟，就算只有一天感受到強烈的壓力，也會造成胃部穿孔。如果覺得胃的狀況不太好時，請勿暴飲暴食或食用刺激性強的食物，並且注意飲食內容跟攝取方法。如果是因為精神上的問題造成胃痛時，請試著放鬆心情或是好好休息。

感覺疼痛時推薦各位使用同時具有鎮靜跟鎮痛效果的薰衣草精油，或佛手柑精油。

No.033 希望能給腹部一點力量

材料

❋ 德國洋甘菊 ⋯⋯⋯⋯⋯ 3 滴
◉ 橘子 ⋯⋯⋯⋯⋯⋯⋯⋯ 1 滴

Aroma Image

散發著炸屑的誘人味道。雖然無法立刻生效，但是會在不知不覺中發揮其效果。

建議用途
• 按摩油
• 熱濕敷巾

No.034 想要感受溫暖時

材料

🌙 歐白芷根 ⋯⋯⋯⋯⋯ 1 滴
◉ 甜橙 ⋯⋯⋯⋯⋯⋯⋯ 2 滴
✴ 肉桂葉 ⋯⋯⋯⋯⋯⋯ 1 滴

Aroma Image

歐洲的聖誕節。給人的感覺像是擺放著美食跟熱葡萄酒的餐桌，是種溫暖的香氣。

建議用途
• 按摩油
• 熱濕敷巾

No.035 試著解除壓力的原因

材料

✴ 肉桂葉 ⋯⋯⋯⋯⋯⋯ 1 滴
❋ 橙花 ⋯⋯⋯⋯⋯⋯⋯ 1 滴
🌲 松樹 ⋯⋯⋯⋯⋯⋯⋯ 2 滴

Aroma Image

像是在年末大掃除時飄散在房間裡的氣味。給人的感覺像混合著灰塵跟清潔劑的味道。

建議用途
• 按摩油
• 熱濕敷巾

另外還推薦各位使用這些精油

依蘭、羅馬洋甘菊、丁香、絲柏、檀香、雪松、茉莉原精、杜松、薑、天竺葵、百里香、綠花白千層、羅勒、廣藿香、茴香、苦橙葉、黑胡椒、乳香、岩蘭草、佛手柑、安息香、沒藥、香蜂草、西洋蓍草、尤加利、奧圖玫瑰、玫瑰原精

便便困擾就用對身心有效的香氣來解決
便秘＆腹瀉

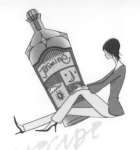

Body healing recipe

No.036 便秘 想要暢通宿便

材 料

🌿 留蘭香 ·························· 2 滴
✳️ 丁香 ·························· 1 滴
🍊 佛手柑 ·························· 1 滴

Aroma Image

像是小時候忍不住想吃下去的兒童用牙膏，雖然是清涼的味道，但是比成人牙膏要甜。

建議用途
- 沐浴油
- 沐浴鹽
- 氣泡入浴劑
- 按摩油

No.037 便秘 消除便秘的按摩法！

材 料

🍊 甜橙 ·························· 1 滴
✳️ 薰衣草 ·························· 1 滴
🌿 迷迭香 ·························· 2 滴

Aroma Image

感覺像是完全成熟的甜蜜水果、常溫的啤酒等，混合著甘甜和酸味和苦澀的氣味，屬於成熟的香氣。

建議用途
- 沐浴油
- 手浴
- 按摩油

No.038 便秘 稍微運動身體，有益腸道

材 料

🌿 歐白芷根 ·························· 1 滴
✳️ 肉桂葉 ·························· 1 滴
🌿 羅勒 ·························· 2 滴

Aroma Image

像是青草和水果各自散發出的香味。彷彿坐在牧場角落嚼著柳橙，就是這種感覺的香氣。

建議用途
- 沐浴油
- 足浴
- 按摩油

No.039 便秘 慢慢來的時間也是必要的！

材 料

🌼 香蜂草 ·························· 3 滴
🌿 迷迭香 ·························· 1 滴

Aroma Image

如同微甜的檸檬茶香，讓人覺得好像沉浸在沉穩的下午時光。

建議用途
- 薰香燭台
- 沐浴鹽
- 按摩油

　　便秘的主要原因有膳食纖維或水分攝取不足等等，飲食習慣西化大概也是原因之一，除此之外，強忍便意也是便秘的原因之一。演變成習慣性便秘之後就會出現頭痛、肌膚粗糙、青春痘等症狀，請養成適度運動跟按摩的習慣。建議各位使用可促進腸道蠕動的迷迭香精油或能夠促進消化的橘子精油。

　　另一方面，腹瀉的原因可能是病毒或細菌的感染、暴飲暴食、精神壓力、過敏反應等等。推薦各位使用能夠穩定腸道蠕動的薑精油。

No.040 腹瀉 停止腹部的鬆弛！

材 料

※ 薑 .... 1 滴
※ 薰衣草 .... 3 滴

Aroma Image

酒精的味道有點重。喜歡刺激性氣味的人可能會想要不斷嗅聞，薑的殘留香氣也很強烈。

建議用途
- 沐浴鹽
- 氣泡入浴劑
- 按摩油
- 熱濕敷巾

No.041 腹瀉 針對精神壓力造成的腹瀉

材 料

☘ 羅馬洋甘菊 .... 1 滴
❋ 檀香 .... 3 滴

Aroma Image

像是大啖熟透的香蕉時感受到的獨特濃厚甜蜜香味。給人濃郁但是不會過甜的印象。

建議用途
- 沐浴油
- 沐浴鹽
- 按摩油

No.042 腹瀉 如同在泡澡的感覺

材 料

❋ 檀香 .... 2 滴
◉ 橘子 .... 1 滴
🌲 花梨木 .... 1 滴

Aroma Image

像是母親跟小嬰兒一起睡午覺的感覺，彷彿混合了陽光跟爽身粉的氣味。

建議用途
- 薰香燭台
- 氣泡入浴劑
- 按摩油

另外還推薦各位使用這些精油

便秘
羅馬洋甘菊、快樂鼠尾草、檀香、杜松、薑、百里香、橙花、茴香、黑胡椒、乳香

腹瀉
雪松、茉莉原精、杜松、橙花、廣藿香、苦橙葉、黑胡椒、乳香、岩蘭草、永久花、佛手柑

鎮靜與緩和難熬的疼痛，雙管齊下
腰　痛

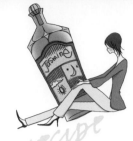

Body healing recipe

No.043 ｜ 最重要的是每天都要讓香氣四溢

材　料

❄ 檀香 ……………………… 2 滴
✳ 薑 ……………………… 1 滴
⊕ 檸檬草 ……………………… 1 滴

Aroma Image

像是木製酒桶或桶內的洋酒。可以感受到樹木的溫暖氣息，但也有人不喜歡薑特有的香氣。

建議用途
- 氣泡入浴劑
- 按摩油
- 熱濕敷巾

No.044 ｜ 在心中想著「一定會有效」

材　料

❄ 檀香 ……………………… 2 滴
🌿 綠花白千層 ……………………… 1 滴
🍂 甜馬鬱蘭 ……………………… 1 滴

Aroma Image

如同打開木製藥箱時散發出來的香氣，混合著藥味和木頭味道的獨特氣味。

建議用途
- 沐浴油
- 按摩油
- 熱濕敷巾

No.045 ｜ 阿嬤的手工濕敷巾

材　料

🌲 杜松 ……………………… 2 滴
🌸 薰衣草 ……………………… 1 滴
🌿 尤加利 ……………………… 1 滴

Aroma Image

明明不是嗆鼻的氣味，卻能夠振奮昏昏沉沉的腦袋，清爽的香氣。

建議用途
- 沐浴鹽
- 按摩油
- 熱濕敷巾

No.046 ｜ 讓溫和的香氣散播到遙遠的地方

材　料

🍃 薄荷 ……………………… 1 滴
🍃 甜馬鬱蘭 ……………………… 1 滴
🌿 尤加利 ……………………… 2 滴

Aroma Image

從很像消毒水的氣味轉變為坐在大樹底下時風吹過來的清爽香氣。

建議用途
- 沐浴油
- 按摩油
- 熱濕敷巾

　　現代人的腰痛大多是因為長時間維持坐姿、以不良姿勢搭車、經常翹腳等不良習慣所引起。此外，處在極度的精神壓力下、運動不足也會成為腰痛的導火線。支撐腰部的腹肌和背肌等肌肉是依靠男性荷爾蒙生長，所以女性的腹肌和背肌等肌肉比男性還要無力而容易造成腰痛。請努力改善上述的不良習慣、除了盡量不增加腰部的負擔之外還要鍛鍊肌力。

　　請各位試試看具有溫熱身體效果的杜松精油，和能夠緩和疼痛的甜馬鬱蘭等精油，按摩時就拿他們來用吧。

No.047 ｜ 奮力挺直背部

材 料

❋ 德國洋甘菊 ⋯⋯⋯⋯ 1 滴
🌿 苦橙葉 ⋯⋯⋯⋯⋯ 1 滴
🔥 乳香 ⋯⋯⋯⋯⋯⋯ 2 滴

Aroma Image
給人的感覺像是韓國料理等亞洲菜會有的強烈辛香料氣味，混合了青草澀味和美味香氣。

建 議 用 途
- 沐浴油
- 按摩油
- 熱濕敷巾

No.048 ｜ 不出遠門好好歇息

材 料

❋ 岩蘭草 ⋯⋯⋯⋯⋯ 1 滴
🍊 佛手柑 ⋯⋯⋯⋯⋯ 2 滴
🌲 花梨木 ⋯⋯⋯⋯⋯ 1 滴

Aroma Image
馬廄的氣味。小時候一邊感受陽光一邊到處遊玩的感覺突然湧上心頭。

建 議 用 途
- 氣泡入浴劑
- 按摩油
- 熱濕敷巾

No.049 ｜ 想要舒緩身體狀況

材 料

❋ 薰衣草 ⋯⋯⋯⋯⋯ 2 滴
🍊 檸檬草 ⋯⋯⋯⋯⋯ 2 滴

Aroma Image
如同添加了較多蜂蜜的熱檸檬茶香，恰到好處的甜味給人好印象。

建 議 用 途
- 沐浴鹽
- 按摩油
- 熱濕敷巾

另外還推薦各位使用這些精油

依蘭、德國洋甘菊、丁香、肉桂葉、茉莉原精、天竺葵、百里香、橙花、松樹、羅勒、廣藿香、黑胡椒、安息香、沒藥、西洋蓍草、玫瑰原精、奧圖玫瑰、迷迭香

改善季節轉換造成的不適症狀
夏季倦怠 & 花粉症

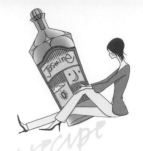

Body healing recipe

No.050 夏季倦怠 舒緩難以入眠的夜晚

材 料

❋ 橙花 ……………………… 1 滴
🕯 乳香 ……………………… 1 滴
◎ 檸檬 ……………………… 2 滴

Aroma Image

給人的感覺像是風
信子花香的芬芳香
氣。沒有特殊氣味
所以大部分的人都
會喜歡這種香氣。

建議用途
• 插電式薰香燈
• 沐浴油
• 按摩油

No.051 夏季倦怠 南國花園的香氣

材 料

❋ 依蘭 ……………………… 2 滴
◎ 佛手柑 …………………… 2 滴

Aroma Image

沖繩的市場飄散出
的香氣。這是只有
南國的高溫才能孕
育出的濃烈花香，
令人印象深刻。

建議用途
• 插電式薰香燈
• 沐浴油
• 按摩油

No.052 夏季倦怠 像是在避暑勝地一樣

材 料

🌲 絲柏 ……………………… 1 滴
❋ 橙花 ……………………… 1 滴
❋ 薰衣草 …………………… 2 滴

Aroma Image

如同站在充滿水跟
綠意的溪谷裡感受
到的負離子香味，
讓人忍不住想要沐
浴在這香氣之中。

建議用途
• 插電式薰香燈
• 沐浴鹽
• 按摩油

No.053 夏季倦怠 用甜蜜香氣療癒暑熱疲憊

材 料

🕯 安息香 …………………… 1 滴
◎ 橘子 ……………………… 1 滴
🌲 花梨木 …………………… 2 滴

Aroma Image

甜蜜的香氣。如同
外國的點心般非常
甜的味道，是想要
寵愛自己時的最佳
選擇。

建議用途
• 插電式薰香燈
• 氣泡入浴劑
• 按摩油

夏末時會出現的夏季倦怠。這是身體無法負荷高溫潮濕的夏天所致。疲憊感、容易疲勞、缺乏食慾等症狀會出現，此時應好好用餐、花心思改善睡眠。建議各位在這種情況使用具有放鬆和有助眠效果的橙花精油和薰衣草精油。

花粉症是指因為杉樹和檜木等植物的花粉而產生過敏的症狀。會出現打噴嚏、流鼻水、鼻塞、眼睛不適感、喉嚨發癢、皮膚發癢、腹瀉、發燒等症狀。這些症狀當中，對鼻子症狀特別有效的精油為薄荷精油和尤加利精油。

No.054 花粉症 對付痛苦的流鼻水……

材 料

❋ 德國洋甘菊	1	滴
✳ 薑	1	滴
🌲 茶樹	2	滴

Aroma Image
二手書店的香氣。有獨特的潮濕氣味和灰塵味道，簡單來說就是喜歡的人會很喜歡的氣味。

建議用途
- 薰香燭台
- 臉部蒸氣浴
- 按摩油

No.055 花粉症 太陽的氣味讓人戀戀不忘

材 料

🌲 雪松	2	滴
🌲 尤加利	2	滴

Aroma Image
清爽樸實的氣味。就像是適合戴草帽的少女身上穿的白色洋裝。也像曬過太陽的衣服味道。

建議用途
- 薰香燭台
- 臉部蒸氣浴
- 按摩油

No.056 花粉症 暢通鼻子

材 料

🌲 茶樹	1	滴
🌿 薄荷	2	滴
🍃 尤加利	1	滴

Aroma Image
牙膏般的強烈刺激香氣。清涼的強烈氣味可以在眼睛不適和猛流鼻水的痛苦時刻有所幫助。

建議用途
- 薰香燭台
- 臉部蒸氣浴
- 按摩油

另外還推薦各位使用這些精油

夏季倦怠
甜橙、德國洋甘菊、羅馬洋甘菊、葡萄柚、丁香、檀香、雪松、茉莉原精、杜松、薑、百里香、廣藿香、茴香、苦橙葉、黑胡椒、岩蘭草

花粉症
羅馬洋甘菊、留蘭香、玫瑰草、香蜂草

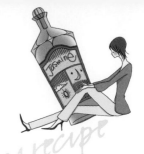

維持健康的基礎就從優質睡眠開始
失 眠

Body healing recipe

No.057 ｜ 希望有人緊緊抱住自己時

〜〜 材 料 〜〜

🍊 **甜橙**‥‥‥‥‥‥‥ **2 滴**

🌲 **苦橙葉**‥‥‥‥‥‥ **2 滴**

Aroma Image

令人忍不住想要撐
著臉頰放鬆的溫柔
香氣。柑橘調的甜
味跟些微的苦澀味
能鎮靜心情。

建議用途
- 插電式薰香燈
- 足浴
- 按摩油

No.058 ｜ 重新回到柔軟的心情

〜〜 材 料 〜〜

🍊 **佛手柑**‥‥‥‥‥‥ **2 滴**

🌸 **玫瑰原精**‥‥‥‥‥ **2 滴**

Aroma Image

如同深深吸進鮮嫩的
藍色玫瑰花的水嫩氣
息，感受從體內被淨
化的感覺。非人工的
自然玫瑰香氣。

建議用途
- 插電式薰香燈
- 沐浴油
- 按摩油

No.059 ｜ 被有床頂篷的床鋪守護著

〜〜 材 料 〜〜

🍊 **橘子**‥‥‥‥‥‥‥ **2 滴**

🌸 **薰衣草**‥‥‥‥‥‥ **2 滴**

Aroma Image

如同柳橙、哈密瓜、
芒果、檸檬等的水
果總匯散發出的豐
富香味，也是大地
的香氣。

建議用途
- 插電式薰香燈
- 沐浴油
- 按摩油
- 手浴

No.060 ｜ 想要做個森林浴……

〜〜 材 料 〜〜

❄ **檀香**‥‥‥‥‥‥‥ **1 滴**

🍊 **佛手柑**‥‥‥‥‥‥ **1 滴**

🌲 **苦橙葉**‥‥‥‥‥‥ **2 滴**

Aroma Image

像漫步在高含氧的
森林中，也有人說
像散壽司的香味。
印象派和食慾派都
能滿意的香氣。

建議用途
- 插電式薰香燈
- 沐浴油
- 氣泡入浴劑

　　難以入眠症狀的原因有精神壓力、環境和生活節奏影響、藥物或嗜好影響、精神或身體疾病等等，現代人的職場和家庭壓力也是很重要的原因之一。此外，「失眠」「無法入睡」等症狀又會成為另一股壓力，有可能會讓失眠情況更加惡化。

　　在依靠藥物之前，可以試著用藍色系的寢具和窗簾調整臥室環境，或者嘗試芳香療法。推薦各位使用具有鎮靜效果的薰衣草精油和可幫助入眠的甜橙精油。

No.061 ｜ 像是被毯子包圍住的感覺

材料

❀ 廣藿香	1 滴
❧ 甜馬鬱蘭	1 滴
✺ 香蜂草	2 滴

Aroma Image

讓人忍不住想要吃一口的柳橙冰淇淋氣味，還帶著淡淡的蜂蜜等甜味劑的香味。

建議用途
- 插電式薰香燈
- 沐浴油
- 按摩油

No.062 ｜ 遠離塵囂

材料

❈ 羅馬洋甘菊	1 滴
❈ 永久花	2 滴
♠ 安息香	1 滴

Aroma Image

寺廟中厚重的古木氣味。好像能喚起內心神聖的寂靜感，讓人想要閉上眼好好品味的香氣。

建議用途
- 插電式薰香燈
- 沐浴油
- 手浴

No.063 ｜ 放鬆冷靜的香氣

材料

♣ 雪松	2 滴
❀ 岩蘭草	1 滴
✺ 檸檬草	1 滴

Aroma Image

像木材加工廠的味道，新鮮木頭的清爽和些微的燒焦味，不知為何令人懷念和安心的香氣。

建議用途
- 插電式薰香燈
- 沐浴油
- 足浴

另外還推薦各位使用這些精油

依蘭、德國洋甘菊、絲柏、茉莉原精、杜松、薑、橙花、黑胡椒、乳香、沒藥、檸檬、花梨木、奧圖玫瑰

宿醉 & 暈交通工具

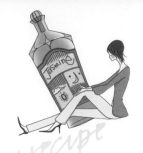

Body healing recipe

No.064 宿醉 就算宿醉還是得參加會議

材 料

🌿 茴香 ⋯⋯⋯⋯⋯⋯⋯ 1 滴
🌿 薄荷 ⋯⋯⋯⋯⋯⋯⋯ 2 滴
🔥 沒藥 ⋯⋯⋯⋯⋯⋯⋯ 1 滴

Aroma Image

如同混合咖啡和薄荷的不可思議香氣，特調咖啡似乎會有的味道，最適合用於提神。

建議用途
- 沐浴油
- 沐浴鹽
- 氣泡入浴劑

No.065 宿醉 如同早晨沐浴，擺脫酒精

材 料

🍊 檸檬 ⋯⋯⋯⋯⋯⋯⋯ 1 滴
🌿 迷迭香 ⋯⋯⋯⋯⋯⋯ 3 滴

Aroma Image

像是嘴裡含著加了檸檬利口酒的雞尾酒時飄進鼻腔裡的香氣，辛辣後勁令人印象深刻。

建議用途
- 沐浴油
- 沐浴鹽
- 氣泡入浴劑

No.066 宿醉 宿醉又擠滿人的通勤電車中

材 料

🌿 薄荷 ⋯⋯⋯⋯⋯⋯⋯ 2 滴
🍊 香蜂草 ⋯⋯⋯⋯⋯⋯ 2 滴

Aroma Image

用手剝柑橘類水果皮時，指甲戳進果實裡噴出的新鮮香氣，帶有些微的苦味。

建議用途
- 沐浴油
- 沐浴鹽
- 氣泡入浴劑

No.067 宿醉 想休息但卻無法休息⋯⋯

材 料

✨ 肉桂葉 ⋯⋯⋯⋯⋯⋯ 2 滴
✨ 薑 ⋯⋯⋯⋯⋯⋯⋯⋯ 2 滴

Aroma Image

總而言之就是辛辣味，具有衝擊性。也有人說像是吃了越南料理之後汗流浹背的感覺。

建議用途
- 沐浴油
- 沐浴鹽
- 氣泡入浴劑

　　宿醉是酒精的脫水作用、能量不足、低血糖等多項原因一起引起的。宿醉特有的疲勞感和無力感是身體在脫水狀態時，體液中礦物質不平衡所致，因此建議攝取含有礦物質的水，並且使用具有健胃效果的檸檬精油或具有整腸效果的薑精油。

　　暈交通工具是因為震動導致內耳深處的三半規管無法適當運作，身體無法維持平衡，引起頭暈、冷汗、噁心等各項症狀。由於會影響身體和精神況狀，出發前一天的準備非常重要，要有充足的睡眠，調整好身體狀態。建議各位使用能夠抑制胃部不適和嘔吐感的薄荷精油，或者能夠舒緩疼痛的迷迭香精油。

No.068 暈交通工具 到達目的地前能呼呼大睡

材料

❂ 葡萄柚	2 滴
🌲 尤加利	2 滴

Aroma Image
像嬰兒頭部的氣味。混合太陽和嬰兒用品，乾淨中又帶點甜蜜的香氣，會讓人忍不住想睡。

建議用途
- 室內芳香噴霧

No.069 暈交通工具 努力相信這裡就是海邊

材料

✨ 丁香	1 滴
🌿 薄荷	2 滴
🌿 西洋蓍草	1 滴

Aroma Image
夏天的海邊飄散的岩石香氣。給人的感覺比較像是在潮濕的日本海邊，而非在外國的沙灘。

建議用途
- 室內芳香噴霧

No.070 暈交通工具 一掃不適的心情

材料

🌲 松樹	2 滴
🌿 羅勒	1 滴
🌿 迷迭香	1 滴

Aroma Image
如同快要嚼軟的口香糖氣味，也有人說像是牙科診所散發出來的獨特刺鼻味。

建議用途
- 室內芳香噴霧

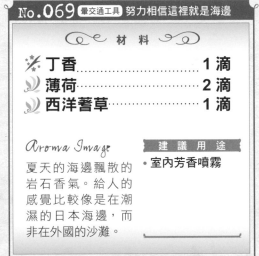

另外還推薦各位使用這些精油

宿醉
歐白芷根、甜橙、德國洋甘菊、羅馬洋甘菊、杜松、羅勒、黑胡椒、佛手柑、奧圖玫瑰

暈交通工具
杜松、歐白芷根、香茅、肉桂葉、薑、留蘭香、百里香、茶樹、綠花白千層、茴香、黑胡椒、沒藥、檸檬草

解決肌膚的不適症狀
凍瘡＆足癬

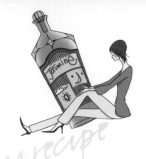

No.071 凍瘡 像有強力的殺菌效果！

材料

- 🌿 茶樹 ························ 1 滴
- 🍊 香蜂草 ···················· 2 滴
- ❋ 薰衣草 ···················· 1 滴

Aroma Image

給人的感覺如同強烈酒精衝上鼻腔的藥品，令人非常期待殺菌效果的香氣。

建議用途

- 沐浴油
- 沐浴鹽
- 足浴

No.072 凍瘡 舒緩使用過度的腳趾

材料

- 🌙 百里香 ···················· 2 滴
- ❋ 松紅梅 ···················· 1 滴
- 🌿 奧圖玫瑰 ················· 1 滴

Aroma Image

彷彿走進了鋪著稻草屋頂的古老房子，是會勾起鄉愁的味道。會讓人不自覺地想去掃墓。

建議用途

- 沐浴油
- 沐浴鹽
- 足浴

No.073 凍瘡 包裹受傷肌膚的感覺

材料

- 🌿 月桃 ······················ 1 滴
- 🌲 茶樹 ······················ 3 滴

Aroma Image

春天初發芽的綠意香氣。青翠的林道、學校中庭的植栽。在身邊就能感受到的春天氣息。

建議用途

- 沐浴油
- 沐浴鹽
- 足浴

No.074 凍瘡 至少用時髦的香氣療癒自己

材料

- ❋ 永久花 ···················· 2 滴
- 🌿 苦橙葉 ···················· 1 滴
- 🌿 尤加利 ···················· 1 滴

Aroma Image

像是利口酒的橙酒香氣。甜蜜中帶有一點化學氣味的感覺令人印象深刻。

建議用途

- 沐浴油
- 氣泡入浴劑
- 足浴

　　冬天時惱人的凍瘡。發生原因是手指和腳趾、耳朵和鼻尖等部分因為寒冷導致血液循環不良。狀況不佳時，發癢狀況甚至還會因為升溫而惡化，可利用薰衣草精油和月桃精油抑制發炎。

　　足癬是由黴菌中的白癬菌所引起的。白癬菌會以皮膚表面的角質為食物然後生長，因喜好溫暖潮濕的環境，所以容易潮濕的腳底和手指腳趾之間、指甲縫隙裡特別容易生長。可用具有殺菌效果的杜松精油和永久花精油維持雙腳的清潔。

No.075 足癬 穿上靴子後總是令人在意

材　料

🍂 月桃	1 滴
🌲 松樹	1 滴
🔥 沒藥	2 滴

Aroma Image

如同老派的「溫泉治療浴場」散發出的味道，像是富含各種珍貴功效的蒸氣。

建議用途
- 氣泡入浴劑
- 沐浴油
- 按摩油

No.076 足癬 看不見的地方才重要

材　料

❋ 羅馬洋甘菊	1 滴
❋ 檀香	2 滴
🔥 安息香	1 滴

Aroma Image

會讓人想起鄉下的古早味醃菜等米糠的氣味。是喜歡的人會上癮的獨特香氣。

建議用途
- 沐浴鹽
- 沐浴油
- 按摩油

No.077 足癬 用這個配方養成按摩習慣

材　料

🍃 杜松	1 滴
❋ 永久花	2 滴
🍃 苦橙葉	1 滴

Aroma Image

給人的感覺像是在廟會攤販買的清涼薄荷糖。混合著甘甜和清新清涼感的香氣。

建議用途
- 沐浴油
- 按摩油
- 足浴

另外還推薦各位使用這些精油

凍瘡
德國洋甘菊、葡萄柚、丁香、檀香、杜松、百里香、綠花白千層、橙花、松樹、羅勒、廣藿香、玫瑰草、岩蘭草

足癬
留蘭香、天竺葵、橙花、廣藿香、茴香、黑胡椒、乳香、岩蘭草、薄荷、佛手柑、西洋蓍草、尤加利、薰衣草

太過緊繃忘記了放鬆的方法時
放輕鬆！

Mind healing recipe

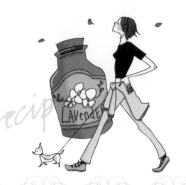

No.078 | 放鬆緊繃的頭部和肩膀

材 料

❋ 橙花 ···················· 1 滴
❋ 廣藿香 ·················· 1 滴
❋ 薰衣草 ·················· 2 滴

Aroma Image
彷彿收納著很多西裝的男性用衣櫃。像是混合著殘留的香水味和些微體味的氣味。

建 議 用 途
- 薰香燭台
- 沐浴油
- 氣泡入浴劑
- 手浴
- 按摩油

No.079 | 覺得自己力不從心……

材 料

❋ 羅馬洋甘菊 ············· 2 滴
◉ 佛手柑 ·················· 1 滴
❋ 薰衣草 ·················· 1 滴

Aroma Image
剛建好的新家。散發著木材的氣味、油漆的氣味、剛鋪好的榻榻米等「新的氣味」。

建 議 用 途
- 插電式薰香燈
- 沐浴油
- 按摩油

No.080 | 被芳香的氣味療癒

材 料

❋ 羅馬洋甘菊 ············· 2 滴
🌿 甜馬鬱蘭 ··············· 2 滴

Aroma Image
如同剛炒好的焙茶香。特殊的香味讓人感受到茶的溫暖，能在不知不覺中得到休息。

建 議 用 途
- 薰香燭台
- 沐浴油
- 氣泡入浴劑
- 手浴
- 按摩油

No.081 | 想撐過憂鬱的早晨

材 料

◉ 甜橙 ···················· 2 滴
◉ 香蜂草 ·················· 2 滴

Aroma Image
主要像是使用柑橘系水果的現榨新鮮果汁香氣，帶有清爽的感覺。

建 議 用 途
- 薰香燭台
- 用手帕吸入香氣
- 沐浴油
- 氣泡入浴劑
- 手浴
- 按摩油

覺得工作上的競爭和責任好沉重、應是療癒場所的家庭出現問題令人感到不安、人際關係的煩惱越來越嚴重，還有充斥在生活中大量的刺激性情報雖然讓生活越來越便利，但也讓人覺得喘不過氣。這些不快感、焦慮、不安都可以說是精神壓力。適度的壓力對生存來說是不可或缺的，但若超越限度或是長時間的精神壓力就會有害身心。平常就要找出讓自己放輕鬆的方法，芳香療法就是其中一個很好的選項。請各位試試具有抗憂鬱效果的羅馬洋甘菊精油或是有鎮靜效果的橙花精油。

No.082 | 苦澀的香氣意外地讓人在意

材 料

乳香	2 滴
甜馬鬱蘭	1 滴
檸檬	1 滴

Aroma Image

給人的印象如同開啟古老中藥店門時所飄出的藥草味。散發著乾燥的木材和草的氣味。

建議用途
- 薰香燭台
- 沐浴油
- 氣泡入浴劑
- 手浴
- 按摩油

No.083 | 要不要出門轉換心情？

材 料

檀香	1 滴
天竺葵	1 滴
苦橙葉	2 滴

Aroma Image

大雨過後隔天的公園。濕潤的地面、樹幹、樹葉蒸發出來的水蒸氣般溫柔的香氣。

建議用途
- 薰香燭台
- 沐浴油
- 氣泡入浴劑
- 手浴
- 按摩油

No.084 | 想要沉靜心情時

材 料

依蘭	1 滴
雪松	2 滴
橘子	1 滴

Aroma Image

厚重的老闆辦公室氣味。有清潔感，但並非清新的感覺，像仔細擦過的家具和書本的濃厚香氣。

建議用途
- 薰香燭台
- 沐浴油
- 氣泡入浴劑
- 手浴
- 按摩油

另外還推薦各位使用這些精油

依蘭、德國洋甘菊、快樂鼠尾草、葡萄柚、絲柏、香茅、茉莉原精、杜松、薑、留蘭香、羅勒、黑胡椒、岩蘭草、永久花、安息香、沒藥、檸檬草、奧圖玫瑰、玫瑰原精、花梨木、迷迭香

獻給總是說「沒自信」「我做不到…」的人

覺得做什麼都提不起勁的時候

Mind healing recipe

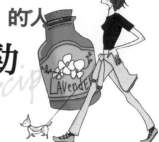

No.085 ｜ 快速復活的點心甜味

材料

🌲 杜松 .... 1 滴
🍊 佛手柑 .... 2 滴
🌿 迷迭香 .... 1 滴

Aroma Image

麵糰裡揉進了許多香草的水果蛋糕香味。辛香、甜味、和酸味絕妙平衡，讓人食指大動。

建議用途
- 薰香燭台
- 沐浴油
- 手浴
- 按摩油

No.086 ｜ 欲振乏力又欲哭無淚時

材料

🌲 杜松 .... 1 滴
🌸 廣藿香 .... 1 滴
🍊 橘子 .... 2 滴

Aroma Image

柑橘調的清新甜味散去後，會轉變成像奇異果乾那種獨特甜中帶酸的香氣。

建議用途
- 薰香燭台
- 沐浴油
- 氣泡入浴劑
- 手浴
- 按摩油

No.087 ｜ 衝過頭快要冒煙時

材料

🌿 歐白芷根 .... 1 滴
🍊 甜橙 .... 2 滴
🍊 香蜂草 .... 1 滴

Aroma Image

像是在喝檸檬水時，強烈的酸味令人印象深刻，舒暢心情、能讓人清醒過來的香氣。

建議用途
- 沐浴油
- 氣泡入浴劑
- 手浴
- 按摩油

No.088 ｜ 擺放著葡萄酒的餐桌景象

材料

🍊 葡萄柚 .... 1 滴
🌸 檀香 .... 1 滴
🌸 薰衣草 .... 2 滴

Aroma Image

像在紅葡萄酒裡加了很多水果的西班牙水果酒香氣。也有人說特殊的酸甜味像是柿葉壽司。

建議用途
- 插電式薰香燈
- 氣泡入浴劑
- 手浴
- 按摩油

當心情非常低落時，不論做什麼事都提不起勁，不只是工作和家事而已，所有事情都覺得索然無味，就連以往喜歡的事物都不再吸引人。

這種症狀在現代是所有人都有可能遇到的，尤其是女性因為荷爾蒙影響，在生理期前或更年期時都很容易出現這樣的症狀，在這種時期不要勉強自己，暫時忘卻工作、家事和學業，讓疲憊的心情和身體好好休息。

在充足的休養之後，利用具有刺激效果的杜松精油，或是能夠使心情開朗的佛手柑精油給自己打氣加油也很不錯喔。

No.089 | 回老家一段時間好了

材料

葡萄柚	1 滴
檀香	1 滴
迷迭香	2 滴

Aroma Image
如同把收在衣櫃裡的和服攤開時飄散出的味道。散發著古老絲絹的氣味、樟腦和桐木的氣味。

建議用途
- 插電式薰香燈
- 沐浴油
- 手浴
- 足浴

No.090 | 覺得快要燃燒殆盡了

材料

香茅	2 滴
肉桂葉	2 滴
花梨木	1 滴

Aroma Image
使用在泰國菜等料理中的香菜氣味，具有強烈衝擊效果，分成喜歡和討厭兩派。

建議用途
- 薰香燭台
- 沐浴油
- 氣泡入浴劑
- 室內芳香噴霧

No.091 | 人生總有失望的時候…

材料

依蘭	2 滴
羅勒	2 滴

Aroma Image
跟義大利青醬一模一樣的美味香氣。食慾湧上來的話就代表自己還活著。

建議用途
- 薰香燭台
- 氣泡入浴劑
- 沐浴鹽
- 手浴

另外還推薦各位使用這些精油

羅馬洋甘菊、德國洋甘菊、丁香、茉莉原精、薑、留蘭香、天竺葵、百里香、茶樹、綠花白千層、橙花、松樹、羅勒、茴香、苦橙葉、黑胡椒、乳香、薄荷、沒藥、西洋蓍草、尤加利、檸檬、檸檬草、奧圖玫瑰、玫瑰原精

因小事情發脾氣，對這樣的自己感到焦躁
想要減緩焦慮感

Mind healing recipe

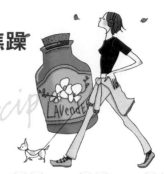

No.092 | 才不會對無理的事情認輸

材料

❀ 依蘭 ·················· 1 滴
🍃 苦橙葉 ················ 2 滴
❀ 薰衣草 ················ 1 滴

Aroma Image

一般提到「花香」
就是指這種味道。
有著芬芳的香氣，
可以享受各種使用
樂趣。

建議用途

• 沐浴油
• 氣泡入浴劑
• 手浴
• 按摩油

No.093 | 難以拿捏對部下或是後輩發火的尺度

材料

🌲 絲柏 ·················· 2 滴
🍂 乳香 ·················· 1 滴
🍊 香蜂草 ················ 1 滴

Aroma Image

像是蘋果果核，彷彿
蜜一般的氣味，會讓
人忍不住想要咬一
口，甜度適中的香
氣。

建議用途

• 插電式薰香燈
• 沐浴油
• 手浴
• 按摩油

No.094 | 對瑣碎小事感到煩躁！

材料

🌿 甜馬鬱蘭 ·············· 2 滴
🍊 橘子 ·················· 2 滴
🌲 花梨木 ················ 1 滴

Aroma Image

味道像是大掃除最
後一定要用的打光
蠟。喜歡的人會忍
不住一聞再聞的小
眾氣味。

建議用途

• 薰香燭台
• 氣泡入浴劑
• 手浴
• 按摩油

No.095 | 壓力的頂點！需要深呼吸時

材料

🌲 雪松 ·················· 1 滴
❀ 廣藿香 ················ 1 滴
🍊 佛手柑 ················ 2 滴

Aroma Image

墨汁的香味。給人
安靜沉穩的印象，
能夠暫時把煩躁的
心情放到一旁，吸
收這沉靜的香氣。

建議用途

• 薰香燭台
• 沐浴油
• 氣泡入浴劑
• 按摩油

　　大家都有太過忙碌、心情無法冷靜，或是對於平常不會在意的小事感到煩躁的經驗吧。還可能會突然因家人無心的舉動、電視上評論家的一句話而發火。

　　至今一直忍耐著許多事情的神經開始耗損、不斷壓抑的情感爆發出來，在充滿壓力的現代社會任何人都會遇到這種情況，但是爆發之後衝擊到周遭人的感覺應該也不是很好，反而會陷入自我厭惡的狀態。這種時候，就用奧圖玫瑰精油或依蘭精油等花香調香氣來找回溫柔的情緒。

Mind

No.096 ｜ 能夠冷靜心情的咒文

材料

❋ 羅馬洋甘菊 ················ 3 滴
◉ 檸檬 ···························· 1 滴

Aroma Image

像是老舊木箱深處散發出的有點悶悶的酸味令人印象深刻。喜歡和討厭因人而異。

建議用途
- 薰香燭台
- 沐浴油
- 氣泡入浴劑
- 足浴

No.097 ｜ 希望眉間不要出現皺紋

材料

❋ 薰衣草 ······················ 2 滴
❋ 奧圖玫瑰 ··················· 1 滴

Aroma Image

鄰座的美女身上輕輕傳來的高級香水味。給人感覺高雅不帶壓力的溫柔香氣。

建議用途
- 插電式薰香燈
- 氣泡入浴劑
- 手浴
- 按摩油

No.098 ｜ 也想推薦給身邊容易動怒的人

材料

◉ 佛手柑 ······················ 2 滴
❋ 薰衣草 ······················ 1 滴
◉ 檸檬 ·························· 1 滴

Aroma Image

甜味和酸味的絕妙平衡。就算在辦公室裡使用也不容易惹人厭，萬人皆愛的香氣類型。

建議用途
- 沐浴油
- 氣泡入浴劑
- 手浴
- 按摩油

另外還推薦各位使用這些精油

甜橙、德國洋甘菊、檀香、茉莉原精、杜松、薑、橙花、黑胡椒、岩蘭草、永久花、安息香、沒藥、檸檬草、玫瑰原精

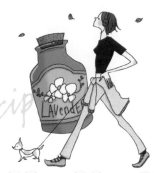

把愉悅的心情和這一瞬間包在香氣裡⋯
感受一下小確幸

Mind healing recipe

No.099 | 雖然很老梗⋯初戀的回憶

材 料

- ❀ 甜橙 ⋯⋯⋯⋯⋯⋯⋯ 2 滴
- ✾ 檀香 ⋯⋯⋯⋯⋯⋯⋯ 1 滴
- ✾ 天竺葵 ⋯⋯⋯⋯⋯⋯ 1 滴

Aroma Image

甜味和澀味比例絕佳的感覺。是接受度很高的香氣，放在客廳或是玄關的話，客人應該會很開心。

建議用途
- 薰香燭台
- 沐浴油
- 氣泡入浴劑
- 按摩油

No.100 | 在老家走廊上感受溫暖

材 料

- ❀ 葡萄柚 ⋯⋯⋯⋯⋯⋯ 2 滴
- ⬧ 乳香 ⋯⋯⋯⋯⋯⋯⋯ 2 滴

Aroma Image

散發著經常曬到太陽的陳舊榻榻米氣味。會讓人忍不住想要躺下來睡個午覺的懷念香氣。

建議用途
- 插電式薰香燈
- 沐浴油
- 手浴
- 按摩油

No.101 | 療癒的同花大順！

材 料

- ✾ 橙花 ⋯⋯⋯⋯⋯⋯⋯ 2 滴
- ⬧ 乳香 ⋯⋯⋯⋯⋯⋯⋯ 1 滴
- ✾ 薰衣草 ⋯⋯⋯⋯⋯⋯ 1 滴

Aroma Image

混合著泥土的氣味、車子的座椅和些微的汽油味。就像車子裡的氣味。

建議用途
- 插電式薰香燈
- 沐浴油
- 氣泡入浴劑
- 足浴
- 按摩油

No.102 | 回到單純的那段時光

材 料

- ✾ 依蘭 ⋯⋯⋯⋯⋯⋯⋯ 1 滴
- ✾ 德國洋甘菊 ⋯⋯⋯⋯ 2 滴
- ❀ 佛手柑 ⋯⋯⋯⋯⋯⋯ 1 滴

Aroma Image

像是未成熟果實般的香氣。有點青澀堅硬的印象，但又帶著略微輕柔的香甜。

建議用途
- 薰香燭台
- 沐浴油
- 氣泡入浴劑
- 手浴

雖然有時候會心情低落、感到煩躁，但是一定也有快樂、興奮、感覺到幸福的時候，就算只有那麼一些些也好，想要再次品嚐快樂心情的餘韻。當時的情緒一定會給自己帶來更多的力量。煩躁的時候、悲傷的時候，如果可以回想起這份快樂，就可以避免累積過度的壓力。

香氣具有與記憶連結的特性，可以連接到記憶的深處，就算無法具體地回想出美好的過去，使用香氣時還是能保存些微的幸福感。試著把幸福的心情跟香味做連結吧。推薦各位使用具有鎮靜效果，且接受度高的柑橘系甜橙精油或橘子精油。

No.103 | 感受初夏的微風

材料

🌼 香茅................2 滴
✴ 茉莉原精................2 滴

Aroma Image
給人的印象如同開滿熱帶花朵的植物園。混合著花和果實甜味的濃郁香氣。

建議用途
• 沐浴油
• 氣泡入浴劑
• 手浴
• 按摩油

No.104 | 如同打出特大全壘打的成就感

材料

🌿 羅勒................2 滴
✴ 廣藿香................2 滴

Aroma Image
給人的印象如同河濱的棒球場。河水、茂密的青草和球場的乾燥土壤氣味，意外清爽的香氣。

建議用途
• 薰香燭台
• 沐浴油
• 氣泡入浴劑
• 手浴

No.105 | 窩在喜歡的沙發上

材料

✴ 廣藿香................1 滴
🌼 橘子................1 滴
✴ 玫瑰原精................2 滴

Aroma Image
溫柔的花香味。比起芬芳的氣味，更像是能夠感到安心和溫暖的香氣。

建議用途
• 薰香燭台
• 氣泡入浴劑
• 手浴
• 按摩油

另外還推薦各位使用這些精油

羅馬洋甘菊、快樂鼠尾草、苦橙葉、香蜂草、檸檬、檸檬草、花梨木、奧圖玫瑰、迷迭香

為了即將到來的重要時刻，要相信自己
想要舒緩緊張和不安

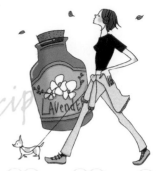

Mind healing recipe

No.106 | 幫助緩和迫在眉睫的緊張感

❋ 材 料

❋ 羅馬洋甘菊	2 滴
◉ 佛手柑	1 滴
❋ 奧圖玫瑰	1 滴

Aroma Image

聞起來像染髮用的印度染料指甲花，也有人説像是醬油的氣味，屬於亞洲風味的香氣。

建議用途
- 沐浴油
- 氣泡入浴劑
- 室內芳香噴霧
- 香膏

No.107 | 為了對自己有自信

❋ 材 料

❋ 依蘭	1 滴
🌲 苦橙葉	2 滴
♨ 乳香	1 滴

Aroma Image

如同鋸木頭時噴出的木屑。感覺像是混合著稍甜的木材氣味和木頭燒焦的味道，應該很多人會喜歡。

建議用途
- 薰香燭台
- 氣泡入浴劑
- 手浴
- 按摩油

No.108 | 對著至今的努力笑一個吧

❋ 材 料

❋ 橙花	2 滴
♨ 安息香	1 滴
❋ 薰衣草	1 滴

Aroma Image

令人懷念的森永牛奶糖氣味。很直接的香草甜味，只要聞過就會一直留在鼻腔裡的強烈香氣。

建議用途
- 插電式薰香燈
- 氣泡入浴劑
- 手浴
- 按摩油

No.109 | 在自信與不安之間徘徊

❋ 材 料

❋ 天竺葵	2 滴
◉ 橘子	1 滴
❋ 奧圖玫瑰	1 滴

Aroma Image

帶有甜味的芳香氣息，但是又帶有不搶鋒頭的樸素感。感覺像是化著低調自然妝的美女。

建議用途
- 薰香燭台
- 沐浴油
- 室內芳香噴霧
- 手浴

在眾人面前報告事情、向喜歡的人告白、考試快要到了、重要的會議等等，日常生活中有很多令人緊張的場景。總是在這種時刻結巴的人也不在少數。請試試具有鎮靜作用，能夠恢復成自己平常狀態的依蘭精油或奧圖玫瑰精油。另外，每個人都會維持表面上的平靜但心中總是有無法隱藏的不安感。就算是了考試或是工作的截止日等事情努力不懈的人，也會有不知道付出是否能有同等回報的不安感，這種時候就靠橘子或薰衣草，用這些甜蜜溫柔的香氣來幫自己加油打氣。

No.110 | 停止這種緊張不安！

材料

❋ 檀香	⋯⋯⋯⋯⋯	1 滴
🌿 天竺葵	⋯⋯⋯⋯⋯	1 滴
❀ 香蜂草	⋯⋯⋯⋯⋯	2 滴

Aroma Image
像是美味的蜂蜜檸檬香氣。強烈的酸味、清爽不會過膩的甜味令人印象深刻。

建議用途
• 薰香燭台
• 沐浴油
• 足浴
• 香膏

No.111 | 相信自己會勝利

材料

❋ 橙花	⋯⋯⋯⋯⋯	2 滴
❋ 薰衣草	⋯⋯⋯⋯⋯	1 滴
❋ 奧圖玫瑰	⋯⋯⋯⋯⋯	1 滴

Aroma Image
像是剛換過的綠色榻榻米般的清爽氣味，最後散發出來的淡淡甜味令人印象深刻。

建議用途
• 薰香燭台
• 手浴
• 按摩油
• 室內芳香噴霧

No.112 | 第一次的單人旅行

材料

❋ 依蘭	⋯⋯⋯⋯⋯	1 滴
❋ 廣藿香	⋯⋯⋯⋯⋯	1 滴
❀ 佛手柑	⋯⋯⋯⋯⋯	2 滴

Aroma Image
像是坐在古老日式房屋中的坐墊上。複雜的沉重氣味適合成熟的人使用。

建議用途
• 沐浴油
• 氣泡入浴劑
• 手浴
• 按摩油

另外還推薦各位使用這些精油

杜松、甜橙、德國洋甘菊、葡萄柚、絲柏、雪松、香茅、茉莉原精、薑、橙花、羅勒、黑胡椒、岩蘭草、永久花、甜馬鬱蘭、沒藥、檸檬、檸檬草、玫瑰原精、花梨木、迷迭香

一直沉浸在揮之不去的鬱悶心情
沒來由地變得憂鬱時

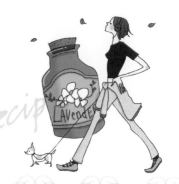

Mind healing recipe

No.113 | 想要重拾身為女性的自信

材料

❉ 茉莉原精 ⋯⋯⋯⋯⋯⋯ 1 滴
❉ 天竺葵 ⋯⋯⋯⋯⋯⋯⋯ 1 滴
⊛ 佛手柑 ⋯⋯⋯⋯⋯⋯⋯ 2 滴

Aroma Image

如層層堆疊的花朵般強烈的香氣。雖然是甜蜜的味道，但卻交錯著輕盈和濃厚的氣味。

建議用途

- 薰香燭台
- 臉部蒸氣浴
- 沐浴油
- 氣泡入浴劑

No.114 | 像母親一樣溫柔

材料

❉ 茉莉原精 ⋯⋯⋯⋯⋯⋯ 3 滴
❉ 橙花 ⋯⋯⋯⋯⋯⋯⋯⋯ 1 滴

Aroma Image

像是昭和時代女性用的化妝品氣味。打開母親梳妝台抽屜時好像就會聞到的「女人味」香氣。

建議用途

- 沐浴油
- 氣泡入浴劑
- 按摩油

No.115 | 回歸到童年純粹的心境

材料

⊛ 甜橙 ⋯⋯⋯⋯⋯⋯⋯⋯ 2 滴
❉ 天竺葵 ⋯⋯⋯⋯⋯⋯⋯ 2 滴

Aroma Image

像是點心裡面「青蘋果風味」的香氣。連小朋友也會喜歡的單純甜味為其特徵。

建議用途

- 插電式薰香燈
- 臉部蒸氣浴
- 沐浴油
- 足浴
- 香膏

No.116 | 厭惡自己的天真時

材料

❉ 依蘭 ⋯⋯⋯⋯⋯⋯⋯⋯ 2 滴
⊛ 佛手柑 ⋯⋯⋯⋯⋯⋯⋯ 2 滴

Aroma Image

像是身處於歐洲古寺院裡的感覺。感受得到歷史沉重感的香氣。

建議用途

- 沐浴油
- 按摩油
- 室內芳香噴霧

沒有特別理由，心情突然變得很失落，所有事情都變得很無趣，提不起幹勁來。總是在嘆氣、經常陷入思考、變得愛抱怨，背負著各種精神壓力的現代人，或多或少都會經歷過這樣的症狀，尤其是女性因為荷爾蒙的濃度改變，特別容易在生理期前陷入這種狀態。

在這種時候正是芳香療法的登場時機。建議各位試著將能安定精神的檀香精油，或是能夠解除不安的花梨木精油帶進日常生活之中。

No.117 | 抬起頭來看看天空

材　料

* 甜橙 ·················· 1 滴
* 檀香 ·················· 2 滴
* 檸檬草 ·················· 1 滴

Aroma Image
不像是來自印度、尼泊爾地區的香料，而是像東南亞地區帶有酸味的咖哩的嗆辣香氣。

建議用途
* 薰香燭台
* 按摩油
* 香膏

No.118 | 想有個清爽的起床時刻

材　料

* 羅馬洋甘菊 ·················· 1 滴
* 乳香 ·················· 1 滴
* 花梨木 ·················· 2 滴

Aroma Image
像曬了一整天太陽的棉被。雖然有些微的灰塵，但不是惱人的氣味。

建議用途
* 沐浴油
* 按摩油
* 室內芳香噴霧

No.119 | 想像下一次的休假

材　料

* 德國洋甘菊 ·················· 1 滴
* 廣藿香 ·················· 2 滴
* 橘子 ·················· 1 滴

Aroma Image
給人的印象像是螢火蟲紛飛、河水清澈、綠意盎然的河邊散發出來的香氣。

建議用途
* 插電式薰香燈
* 沐浴鹽
* 足浴
* 按摩油

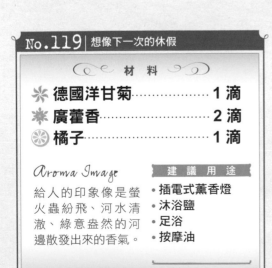

另外還推薦各位使用這些精油

葡萄柚、香茅、橙花、羅勒、苦橙葉、香蜂草、薰衣草、檸檬、玫瑰原精、奧圖玫瑰、迷迭香

精神渙散無能為力時就用香氣刺激
想要提升注意力

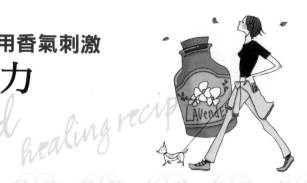

Mind healing recipe

No.120 | 想要集中精神時

材 料

✳ 丁香 ················· 1 滴
◉ 香茅 ················· 2 滴
🌿 迷迭香 ··············· 1 滴

Aroma Image

像是帶有清潔感的
乾淨醫院等候室會
散發出來的氣味。
不過跟消毒水的氣
味不同,是能令人
安心的沉靜香氣。

建議用途
- 薰香燭台
- 沐浴油
- 氣泡入浴劑
- 手浴
- 按摩油
- 護手霜

No.121 | 轉換心情

材 料

🌙 薄荷 ················· 2 滴
🌲 花梨木 ··············· 2 滴

Aroma Image

給人的印象如同全
套西餐中途會提供
轉換口味的冰沙,
清爽又順口。

建議用途
- 薰香燭台
- 沐浴油
- 氣泡入浴劑
- 手浴
- 按摩油
- 護手霜

No.122 | 到了最後關頭再加把勁

材 料

🌙 羅勒 ················· 2 滴
🌙 薄荷 ················· 2 滴

Aroma Image

像是在廟會攤販買
的薄荷糖香氣,也
像是外國製的薄荷
香菸外盒的氣味。

建議用途
- 薰香燭台
- 臉部蒸氣浴
- 沐浴油
- 氣泡入浴劑
- 手浴
- 按摩油

No.123 | 像是早晨做瑜珈時的感覺

材 料

◉ 香茅 ················· 1 滴
🌲 尤加利 ··············· 2 滴

Aroma Image

給人的印象為含有
大量濕氣的樹皮,
像是大雨過後的森
林裡會散發出來的
美好氣味。

建議用途
- 薰香燭台
- 臉部蒸氣浴
- 沐浴油
- 氣泡入浴劑
- 手浴
- 按摩油

越是有許多要做的事情時，精神就越容易渙散，或太過疲憊導致無法應付工作、總是提不起勁、精神疲憊容易放空，這樣的狀況持續下去之後會變成無法集中精神。使用腦力之後，首先要好好地休息，再利用運動來讓自己恢復，取得腦部跟身體的平衡之後，通常就會改善很多。

但是考試前夕的考生，或是不得已徹夜工作沒時間休息和運動身體時，建議各位試試能夠讓腦袋清醒的薄荷精油或迷迭香精油。

No.124 | 做輕度運動時一起使用

材料

🌲 **杜松**················ **2 滴**
🌿 **迷迭香**·············· **2 滴**

Aroma Image

像是小時候帶去游泳池的透明塑膠製泳具袋的氣味。總會帶給人興奮不已的心情。

建議用途
- 沐浴油
- 手浴
- 按摩油

No.125 | 徹底做好覺悟時！

材料

🍊 **葡萄柚**·············· **2 滴**
✴ **肉桂葉**·············· **1 滴**
🌲 **松樹**················ **1 滴**

Aroma Image

裝著尖尖的鉛筆和用過的橡皮擦的鉛筆盒裡面散發出來的味道，也帶有一點點酒精氣味。

建議用途
- 薰香燭台
- 臉部蒸氣浴
- 沐浴油
- 氣泡入浴劑
- 手浴
- 按摩油

No.126 | 補充糖分之後再加把勁

材料

🌿 **百里香**·············· **2 滴**
🌿 **茴香**················ **1 滴**
🔥 **安息香**·············· **1 滴**

Aroma Image

像是在麵糰裡揉進香草，還添加了大量奶油的水果塔香味，是芬芳的香甜味。

建議用途
- 薰香燭台
- 臉部蒸氣浴
- 沐浴油
- 氣泡入浴劑
- 手浴
- 按摩油

另外還推薦各位使用這些精油

歐白芷根、薑、留蘭香、茶樹、綠花白千層、黑胡椒、甜馬鬱蘭、沒藥、西洋蓍草、檸檬草

打造白皙滑嫩、有如瓷器般的肌膚
美白＆去斑

Beauty healing recipe

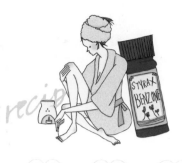

No.127 [美白] 用迷迭香抑制黑色素產生

材料

- 薰衣草 ·········· 3 滴
- 迷迭香 ·········· 1 滴

Aroma Image
充滿清潔感的醫院空氣，雖然多多少少給人藥品般的印象，不過意外地算是怡人的香氣。

建議用途
- 精油皂
- 卸妝油
- 泥面膜
- 化妝水

No.128 [美白] 呵護肌膚不需要太花俏的產品

材料

- 檀香 ·········· 1 滴
- 廣藿香 ·········· 1 滴
- 乳香 ·········· 2 滴

Aroma Image
如同收藏古董娃娃的玻璃箱裡面的氣味，帶有一些霉味。不過其效果值得忍受這種氣味。

建議用途
- 精油皂
- 卸妝油
- 泥面膜
- 化妝水

No.129 [美白] 呵護肌膚的效力會漸漸發揮！

材料

- 橘子 ·········· 2 滴
- 花梨木 ·········· 2 滴

Aroma Image
餐前酒「含羞草雞尾酒」的香氣，給人的印象就像是香檳的甜味和柳橙汁的酸味。

建議用途
- 精油皂
- 卸妝油
- 泥面膜
- 化妝水

No.130 [美白] 坐公車時請務必使用

材料

- 天竺葵 ·········· 2 滴
- 玫瑰草 ·········· 2 滴
- 沒藥 ·········· 1 滴

Aroma Image
如同使用了大量柑橘系水果的甜點香味，比起甜味，清爽的酸味是其特徵。

建議用途
- 精油皂
- 卸妝油
- 泥面膜
- 化妝水

　　黑斑最重要的主因是紫外線，預防方法就是盡可能不要直接曝曬在陽光下，不過再怎麼小心也不可能完全避開紫外線，而且紫外線也有優點，所以不需要太過神經質。如果沒有特別的肌膚困擾，但是覺得肌膚暗沉時，可能是新陳代謝的循環紊亂所造成，老舊的細胞無法順利從肌膚表面脫落，新形成的細胞無法移動到肌膚的表面，所以形成氣色不佳、表面粗糙的肌膚，各位要不要試試看能夠促進新陳代謝的乳香精油，或者能夠抑制黑色素細胞生成的迷迭香精油呢？在日常生活中的肌膚保養當中加入精油吧。

No.131 去斑 打造神秘氣息的肌膚

材 料

❀ 德國洋甘菊 …………… 2 滴
🌿 雪松 ………………………… 1 滴
❀ 永久花 ………………… 1 滴

Aroma Image

如同潮濕古木般的味道。像是屋久島或是白神山地會散發出來的神聖感香氣。

建 議 用 途
- 精油皂
- 卸妝油
- 泥面膜
- 化妝水

No.132 去斑 塑造出有如孩童般的透明肌膚

材 料

❀ 天竺葵 …………………… 2 滴
❀ 橙花 ………………………… 2 滴

Aroma Image

夢幻又文靜的花朵香氣。比較像小菊花或是菫系的小花，而非百合或玫瑰那種大瓣花朵。

建 議 用 途
- 精油皂
- 卸妝油
- 泥面膜
- 化妝水

No.133 去斑 用薰衣草消滅活性氧

材 料

❀ 玫瑰草 …………………… 1 滴
❀ 薰衣草 …………………… 3 滴

Aroma Image

複雜的甜蜜香氣令人印象深刻。但並非太過濃郁的甜蜜氣味，可以說是偏向男性用的甜味。

建 議 用 途
- 精油皂
- 卸妝油
- 泥面膜
- 化妝水

另外還推薦各位使用這些精油

美白
德國洋甘菊、橙花、苦橙葉、永久花

去斑
檀香、茉莉原精、廣藿香、苦橙葉、乳香、橘子、沒藥、檸檬、花梨木

打造帶有滋潤感的肌膚
皺紋 & 乾燥

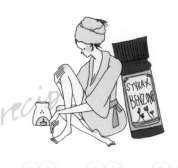

Beauty healing recipe

No.134 皺紋 想要提升肌膚的彈性

材 料

🍊 葡萄柚 ·············· 2 滴
🌲 杜松 ················ 1 滴
🍋 檸檬 ················ 1 滴

Aroma Image

給人的印象如同成
熟檸檬香味。雖然
氣味偏酸，但有些
微甜味摻在其變成
圓滑的香氣。

建議用途
• 精油皂
• 卸妝油
• 泥面膜
• 化妝水

No.135 皺紋 如同早晨沐浴，擺脫酒精

材 料

🍊 葡萄柚 ·············· 1 滴
🌿 薄荷 ················ 1 滴
🍋 檸檬 ················ 2 滴

Aroma Image

如同檸檬口味的碳
酸飲料。酸味和清
涼感的絕妙組合，
比喻成保養品就是
清透感。

建議用途
• 精油皂
• 卸妝油
• 泥面膜
• 化妝水

No.136 皺紋 清爽的美白配方

材 料

🌼 橙花 ················ 1 滴
🔥 沒藥 ················ 1 滴
🌸 奧圖玫瑰 ·············· 2 滴

Aroma Image

給人的印象如同在
吃京都產的茄子，
清脆又多汁的香氣，
也有人覺得像是哈
密瓜般的甜味。

建議用途
• 精油皂
• 卸妝油
• 泥面膜
• 化妝水

No.137 皺紋 匈牙利王妃的返老還童之水

材 料

🍊 甜橙 ················ 1 滴
🍊 檸檬 ················ 1 滴
🌿 迷迭香 ················ 2 滴

Aroma Image

歷史上非常有名的
配方。像是在峇里
島 SPA 的按摩室裡
飄散的水果花香味。

建議用途
• 精油皂
• 卸妝油
• 泥面膜
• 化妝水

隨著年齡增長，肌膚含水量減少，再加上紫外線或是乾燥的空氣，或全年使用空調等外在影響，年紀越大有肌膚乾燥煩惱的人就越多。肌膚變得乾燥，角質層就會向上捲起，再加上應該要埋在細胞之間的脂質不足，使肌膚表皮變成粗糙狀態。皺紋也是粗糙狀態之一，尤其是額頭的抬頭紋、眉間的印堂紋、嘴角的法令紋變得明顯之後更顯得老態。

會讓肌膚屏障機能低落的肌膚乾燥，和許多肌膚煩惱的原因都有關連。利用能夠促進皮膚細胞再生的乳香精油，或是沒藥精油來停止皺紋生成，再用奧圖玫瑰精油做好肌膚保濕。

No.138 乾燥 樸實但是具有極大的功效

材 料

* 檀香 ………………… 1 滴
* 薰衣草 ………………… 3 滴

Aroma Image

像翻開老舊書籍時的氣味。樸實的味道，喜歡墨水和紙張氣味的人無法抗拒的氣味。

建 議 用 途
* 精油皂
* 卸妝油
* 泥面膜
* 化妝水

No.139 乾燥 試試看做成面膜連續敷臉七天

材 料

* 永久花 ………………… 2 滴
* 橘子 ………………… 1 滴
* 沒藥 ………………… 1 滴

Aroma Image

如同飄散在印度的寺院裡，古老厚重又帶有辛辣感的香氣，會讓人有感恩的心情。

建 議 用 途
* 精油皂
* 卸妝油
* 泥面膜
* 化妝水

No.140 乾燥 祈禱水潤肌膚的復活

材 料

* 德國洋甘菊 ………………… 2 滴
* 乳香 ………………… 1 滴

Aroma Image

像是中藥的香氣，雖然稱不上是芳香的氣味，不過帶給人很有效的印象。

建 議 用 途
* 精油皂
* 卸妝油
* 泥面膜
* 化妝水

另外還推薦各位使用這些精油

皺紋
德國洋甘菊、羅馬洋甘菊、檀香、雪松、茉莉原精、天竺葵、廣藿香、玫瑰草、苦橙葉

乾燥
天竺葵、橙花、廣藿香、玫瑰草、苦橙葉、花梨木

成人的青春痘需要從身心雙管齊下護理
青春痘

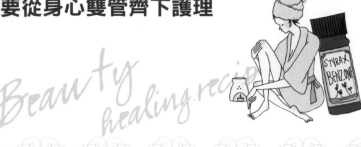

Beauty healing recipe

No.141 | 享受甜甜的香味

材 料

❀ 天竺葵 .... 2 滴
🌿 苦橙葉 .... 2 滴

Aroma Image

甜蜜中帶有強烈澀味的高雅香氣。最適合正在治療青春痘，必須少吃甜食的時候。

建議用途
• 精油皂
• 卸妝油
• 泥面膜
• 化妝水

No.142 | 迅速滲透的感覺

材 料

🌿 花梨木 .... 2 滴
🌿 尤加利 .... 2 滴

Aroma Image

像是坐在新幹線的車廂時曾經聞過的氣味。雖然不是怡人的氣味，但是請試著用在治療青春痘上。

建議用途
• 精油皂
• 卸妝油
• 泥面膜
• 化妝水

No.143 | 具有雙重鎮靜效果

材 料

🍊 佛手柑 .... 3 滴
❀ 薰衣草 .... 1 滴

Aroma Image

如同在寬廣的花田裡摘取各種顏色的花朵，充滿了甜蜜花香的組合。

建議用途
• 精油皂
• 卸妝油
• 泥面膜
• 化妝水

No.144 | 焦點擺在抗菌效果

材 料

🌲 雪松 .... 1 滴
❀ 檀香 .... 1 滴
◎ 檸檬 .... 2 滴

Aroma Image

如同在爬針葉樹林的山路時，懷念感和強韌感融為一體的香氣。

建議用途
• 精油皂
• 卸妝油
• 泥面膜
• 化妝水

　　青春痘主要好發於皮脂腺活動旺盛的人身上，基本上過了青春期之後大多數的症狀都會自然消退，過了青春期之後出現的青春痘被稱為「成人痘」，成人痘大多是因為新陳代謝不佳、殘留的老化角質或是油分過多的化妝品阻塞毛孔，引起發炎症狀。有時候攝取過多甜食或脂肪含量高的食物，以及壓力造成的荷爾蒙失調也是引發成人痘的原因。

　　　除了使用具有殺菌效果的檸檬精油保持肌膚清潔之外，還推薦各位在狀況惡化時使用能夠抑制發炎的天竺葵精油。

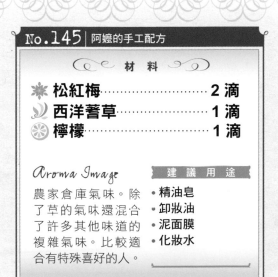

No.145 | 阿嬤的手工配方

材料

❋ 松紅梅	2 滴
🌿 西洋蓍草	1 滴
◎ 檸檬	1 滴

Aroma Image

農家倉庫氣味。除了草的氣味還混合了許多其他味道的複雜氣味。比較適合有特殊喜好的人。

建議用途
- 精油皂
- 卸妝油
- 泥面膜
- 化妝水

No.146 | 別讓青春痘留下痘疤

材料

◎ 香茅	1 滴
🌲 松樹	2 滴
⛺ 安息香	1 滴

Aroma Image

像是又甜又大的美式甜甜圈香氣。可能不適合討厭甜食的人，帶來人工產品的印象。

建議用途
- 精油皂
- 卸妝油
- 泥面膜
- 化妝水

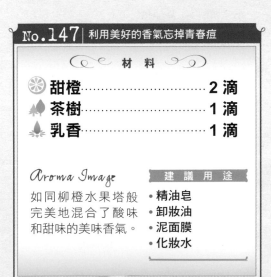

No.147 | 利用美好的香氣忘掉青春痘

材料

❋ 甜橙	2 滴
🌿 茶樹	1 滴
⛺ 乳香	1 滴

Aroma Image

如同柳橙水果塔般完美地混合了酸味和甜味的美味香氣。

建議用途
- 精油皂
- 卸妝油
- 泥面膜
- 化妝水

另外還推薦各位使用這些精油

依蘭、快樂鼠尾草、葡萄柚、丁香、絲柏、肉桂葉、茉莉原精、杜松、薑、百里香、綠花白千層、橙花、羅勒、廣藿香、玫瑰草、茴香、黑胡椒、岩蘭草、薄荷、永久花、甜馬鬱蘭、沒藥、檸檬草、奧圖玫瑰、玫瑰原精、迷迭香

曬傷

日曬是肌膚乾燥和黑斑之源！必須盡早修護

Beauty healing recipe

No.148 | 令人安心的標準配方

材料

❀ 天竺葵 ………………………… 1 滴
❀ 薰衣草 ………………………… 3 滴

Aroma Image

令人想起青蘋果或是柑橘系水果，清爽印象的香氣。

建議用途
- 精油皂
- 卸妝油
- 泥面膜
- 化妝水

No.149 | 療癒和恢復，一石二鳥

材料

❀ 橙花 …………………………… 2 滴
❀ 薰衣草 ………………………… 2 滴

Aroma Image

像是從乾洗店送回的衣物，燙得筆直又乾淨，清潔還帶有若干香味。

建議用途
- 精油皂
- 卸妝油
- 泥面膜
- 化妝水

No.150 | 對付曬傷的實力派配方

材料

❀ 德國洋甘菊 …………………… 1 滴
❀ 天竺葵 ………………………… 1 滴
❀ 玫瑰草 ………………………… 2 滴

Aroma Image

從冬天轉變到春天，開始帶有暖意的三月微風的香氣。些微的花香給人好印象。

建議用途
- 精油皂
- 卸妝油
- 泥面膜
- 化妝水

No.151 | 長久愛用的穩定系香氣

材料

❀ 檀香 …………………………… 1 滴
❀ 苦橙葉 ………………………… 1 滴
❀ 橘子 …………………………… 2 滴

Aroma Image

拍打曬乾的棉被時散發出的味道，帶有一點灰塵味的太陽香氣。

建議用途
- 精油皂
- 卸妝油
- 泥面膜
- 化妝水

　　人的肌膚照射到紫外線之後會傷害到肌膚細胞，因此曬傷之後肌膚會紅腫、刺痛，出現和燒燙傷相同的症狀。不小心曬傷的話，先用濕毛巾或是冷水緩和熱痛感是最重要的，待熱痛稍微減輕之後，再採取緩和發炎症狀的處理。曬傷後的肌膚也會失去保水的能力，所以肌膚會變得很粗糙，請務必要好好補充水分。

　　建議各位直接塗抹能夠去除燒燙傷疼痛感，並幫助皮膚修復的薰衣草精油，或使用能夠減緩發炎症狀的的乳香精油。

No.152 | 消除這個夏天的痛苦回憶

材料

* 廣藿香 ……………… 1 滴
* 永久花 ……………… 2 滴
* 檸檬 ………………… 1 滴

Aroma Image

混合了香菸和酒香的老式酒吧氣味。不算是一般公認的怡人氣味，但也有人愛好這味道。

建議用途
* 精油皂
* 卸妝油
* 泥面膜
* 化妝水

No.153 | 針對因為日曬而變得粗硬的肌膚

材料

* 玫瑰草 ……………… 1 滴
* 沒藥 ………………… 2 滴
* 花梨木 ……………… 1 滴

Aroma Image

如同位於義大利鄉下的餐廳裡散發出來的香氣。給人樸實又舒適的印象。

建議用途
* 精油皂
* 卸妝油
* 泥面膜
* 化妝水

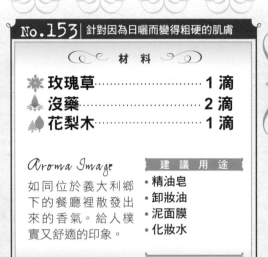

No.154 | 適合成人肌膚的滿滿滋潤配方

材料

* 茉莉原精 …………… 2 滴
* 乳香 ………………… 1 滴
* 橘子 ………………… 1 滴

Aroma Image

如同和服從衣櫃裡拿出來時的氣味。也可以說像是滲透進衣料中，薰香的殘留香氣。

建議用途
* 精油皂
* 卸妝油
* 泥面膜
* 化妝水

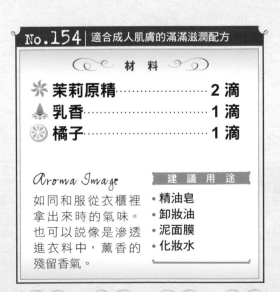

另外還推薦各位使用這些精油

雪松

護　髪

讓受損的頭髮恢復天然光澤

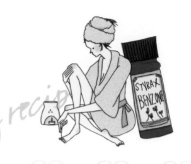

No.155 ｜ 無論如何都想要有甜蜜氣味時

材　料

❋ 依 蘭 ⋯⋯⋯⋯⋯⋯ 2 滴
❋ 天竺葵 ⋯⋯⋯⋯⋯⋯ 2 滴

Aroma Image

散發很強如同南國水果的超甜香味。跟「些微」、「隱約」形容詞完全搭不上邊的香氣。

建議用途
• 洗髮精＆潤絲精
• 按摩油

No.156 ｜ 塑造出光滑秀髮

材　料

❋ 羅馬洋甘菊 ⋯⋯⋯⋯ 2 滴
❋ 薰衣草 ⋯⋯⋯⋯⋯⋯ 2 滴

Aroma Image

像是使用天然柔軟精洗過的蓬鬆毛毯的香味，會讓人想一直被包覆著。

建議用途
• 洗髮精＆潤絲精
• 按摩油

No.157 ｜ 想要用出乎意料的香氣使人驚艷

材　料

🌲 雪松 ⋯⋯⋯⋯⋯⋯ 2 滴
🌲 杜松 ⋯⋯⋯⋯⋯⋯ 2 滴

Aroma Image

生日或聖誕節時，市售蛋糕上面的砂糖裝飾的味道。充滿熱鬧氣氛的甜味。

建議用途
• 洗髮精＆潤絲精
• 按摩油

No.158 ｜ 在殺氣騰騰的辦公室發揮威力

材　料

❋ 薰衣草 ⋯⋯⋯⋯⋯⋯ 2 滴
🌙 迷迭香 ⋯⋯⋯⋯⋯⋯ 2 滴

Aroma Image

給人的感覺像是雨後在高大的樹木周圍飄散的空氣味道，是屬於臭氧系的清新香氣。

建議用途
• 洗髮精＆潤絲精
• 按摩油

　　造成頭髮受損的原因是燙髮或染髮、紫外線等外在因素，以及不均衡的飲食、精神壓力等內在因素。頭髮受損後會變成沒有光澤的粗糙髮質，美麗也會減半。要塑造美麗的秀髮需要保持頭髮和頭皮清潔，還需要促進頭皮的血液循環。

　　在此介紹的配方除了用於洗髮精＆潤絲精之外，也可以製作成按摩油試著按摩頭皮。一般髮質的人建議使用迷迭香精油，而油性髮質的人推薦使用依蘭精油。

No.159　今天想要稍微展現一下自己

材料

�֍ 依蘭	1 滴
�֍ 天竺葵	1 滴
�֍ 奧圖玫瑰	2 滴

Aroma Image

給人感覺像是性感誘人、飄散出化妝品和香水香氣的女性。想強調女人味時最適合使用。

建議用途
- 洗髮精＆潤絲精
- 按摩油

No.160　想要表現出清新感

材料

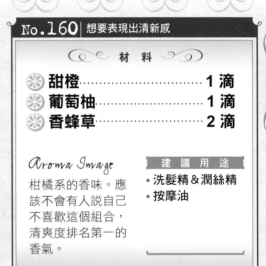

◎ 甜橙	1 滴
◎ 葡萄柚	1 滴
◎ 香蜂草	2 滴

Aroma Image

柑橘系的香味。應該不會有人說自己不喜歡這個組合，清爽度排名第一的香氣。

建議用途
- 洗髮精＆潤絲精
- 按摩油

No.161　清涼的香氣，也適合男性使用！

材料

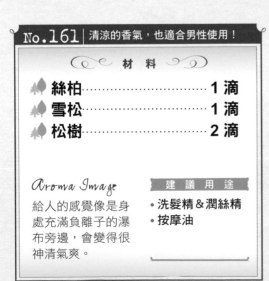

♠ 絲柏	1 滴
♠ 雪松	1 滴
♠ 松樹	2 滴

Aroma Image

給人的感覺像是身處充滿負離子的瀑布旁邊，會變得很神清氣爽。

建議用途
- 洗髮精＆潤絲精
- 按摩油

另外還推薦各位使用這些精油

檀香、橙花、廣藿香、玫瑰草、苦橙葉、乳香、永久花、橘子、沒藥、花梨木

臉部下垂

開始注意到臉部下垂之後就要馬上採取對策

Beauty healing recipe

No.162 | 想用按摩連同心靈一起療癒

材 料

❋ 天竺葵 ……………………… 1 滴
◉ 橘子 ………………………… 3 滴

Aroma Image

如同甜蜜又溫柔的母親氣味。應該是很少人會討厭的組合，可以放心地在日常生活中使用。

建議用途
- 泥面膜
- 精油皂
- 卸妝油
- 化妝水
- 按摩油

No.163 | 渴求緊緻的鵝蛋小臉

材 料

❋ 檀香 ………………………… 2 滴
🌲 雪松 ………………………… 1 滴
◉ 橘子 ………………………… 1 滴

Aroma Image

辛辣又甜的異國風情香味。同時帶有懷舊感跟新奇感，感覺像是摩登女性會使用的香水氣味。

建議用途
- 泥面膜
- 精油皂
- 卸妝油
- 化妝水
- 按摩油

No.164 | 給予疲憊肌膚和心靈的呵護

材 料

❋ 橙花 ………………………… 2 滴
🌿 乳香 ………………………… 2 滴

Aroma Image

如同水果潘趣酒的味道，混合著水果果汁和糖漿的香甜氣味。

建議用途
- 泥面膜
- 精油皂
- 卸妝油
- 化妝水
- 按摩油

No.165 | 適合成人肌膚的特殊保養

材 料

❋ 橙花 ………………………… 1 滴
❋ 永久花 ……………………… 1 滴
🌿 沒藥 ………………………… 2 滴

Aroma Image

耕田時的氣味。彷彿可以感受到土壤裡含有的水分和礦物質。

建議用途
- 泥面膜
- 精油皂
- 卸妝油
- 化妝水
- 按摩油

　　肌膚下垂的主因簡單來說就是老化。保持肌膚彈性的真皮層和支撐肌膚的肌肉都會隨著年齡增加而導致機能下降，結果就是漸漸失去肌膚整體的彈性、慢慢變成鬆弛的狀態，鬆弛的部分被重力往下拉就形成了「肌膚下垂」。容易形成肌膚下垂的部位有眼睛下方、臉頰、鼻翼到嘴角、臉部外輪廓這些脂肪較多的部分。尤其是鼻翼到嘴角的肌膚下垂，就形成了人稱「法令紋」的皺紋。想要恢復肌膚的彈性，推薦各位借用苦橙葉精油或是天竺葵精油的效力，並且好好地按摩肌膚。

No.166 | 難不成已經變成鬥牛犬的臉了！？

材料

🌿 苦橙葉 …………………… 1 滴
❀ 薰衣草 …………………… 3 滴

Aroma Image

像煮了大量蔬菜的南法料理「普羅旺斯燉菜」的香氣。能感受蔬菜的甜味和辛香料的苦澀。

建議用途
- 泥面膜
- 精油皂
- 卸妝油
- 化妝水
- 按摩油

No.167 | 對於強烈的香氣有著極大的期望

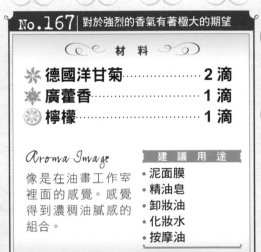

材料

🌼 德國洋甘菊 …………………… 2 滴
✳ 廣藿香 …………………… 1 滴
◉ 檸檬 …………………… 1 滴

Aroma Image

像是在油畫工作室裡面的感覺。感覺得到濃稠油膩感的組合。

建議用途
- 泥面膜
- 精油皂
- 卸妝油
- 化妝水
- 按摩油

No.168 | 臉部的疲勞感到達高峰的時候

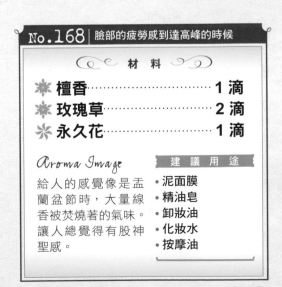

材料

✳ 檀香 …………………… 1 滴
✿ 玫瑰草 …………………… 2 滴
✳ 永久花 …………………… 1 滴

Aroma Image

給人的感覺像是盂蘭盆節時，大量線香被焚燒著的氣味。讓人總覺得有股神聖感。

建議用途
- 泥面膜
- 精油皂
- 卸妝油
- 化妝水
- 按摩油

另外還推薦各位使用這些精油

茉莉原精、花梨木

從肩頸、到膝蓋，就連腳跟都滑嫩有光澤
身體保養

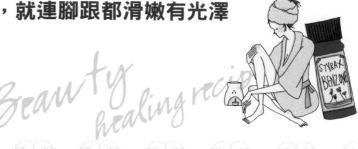

Beauty healing recipe

No.169　有如女明星般閃耀的肩頸

材料

* 檀香 ·················· 1 滴
* 天竺葵 ·············· 1 滴
* 橙花 ·················· 2 滴

Aroma Image
像是使用了大量南國水果的果汁般甜蜜香氣。感覺一定能夠恢復肌膚光澤。

建議用途
* 按摩油
* 沐浴油
* 沐浴鹽
* 身體磨砂膏
* 身體油

No.170　給予粗糙的腳全面呵護

材料

* 德國洋甘菊 ·········· 2 滴
* 乳香 ·················· 1 滴
* 檸檬 ·················· 1 滴

Aroma Image
學校保健室的印象。多多少少有像是藥品的味道，不過也可以說是帶有安心感的氣味。

建議用途
* 按摩油
* 沐浴油
* 沐浴鹽
* 身體磨砂膏
* 身體油

No.171　呵護粗糙的肌膚

材料

* 雪松 ·················· 2 滴
* 永久花 ·············· 1 滴
* 橘子 ·················· 1 滴

Aroma Image
像是在結實纍纍的橘子田裡散步的感覺。橘子的香氣和濃厚的葉子氣味令人神清氣爽。

建議用途
* 按摩油
* 沐浴油
* 沐浴鹽
* 身體磨砂膏
* 身體油

No.172　就連背部也要精心打造

材料

* 雪松 ·················· 3 滴
* 橙花 ·················· 1 滴

Aroma Image
全新榻榻米的氣味。是會讓人不知不覺變開心的味道。

建議用途
* 按摩油
* 沐浴油
* 沐浴鹽
* 身體磨砂膏
* 身體油

想要維持美麗的部位就只有臉部嗎？除了每天都會保養的臉部之外，應該還有其他更想展現出來的身體部位。「夏天才要努力保養身體肌膚」或是「現在是冬天所以可以稍微偷懶一下」這種做法已經行不通了，一整年露出身體肌膚的服裝流行趨勢已經根深柢固，而且不知何時又會遇到「就是現在！」這突發的戀愛時刻。從今天開始使用精油琢磨你的身體！沉醉在具有保濕效果的薰衣草精油，和具有軟化皮膚效果的天竺葵精油花香味同時塑造出滋潤的肌膚。

No.173 ｜ 為容易黯沉的肌膚注入活力……

材料

茉莉原精	1 滴
檸檬	3 滴

Aroma Image
給人的感覺如同母親曾經擦過的古風香水。也可以說像是化妝品的香氣。

建議用途
- 按摩油
- 沐浴油
- 沐浴鹽
- 身體磨砂膏
- 身體油

No.174 ｜ 也別忘了頸部保養

材料

檀香	2 滴
乳香	1 滴
橘子	1 滴

Aroma Image
令人感覺像是京都的寺院裡飄散的莊嚴寂靜香氣。

建議用途
- 按摩油
- 沐浴油
- 沐浴鹽
- 身體磨砂膏
- 身體油

No.175 ｜ 洗完澡時務必使用

材料

雪松	1 滴
橘子	1 滴
薰衣草	2 滴

Aroma Image
像身處於收藏古籍的文書館。不是豔麗的香氣，帶有沉靜感，想長時間放在身邊的氣味。

建議用途
- 按摩油
- 沐浴油
- 沐浴鹽
- 身體磨砂膏
- 身體油

另外還推薦各位使用這些精油

杜松、薑、肉桂葉、黑胡椒、岩蘭草

利用飲食、運動還有香氣來控制體重
減　肥

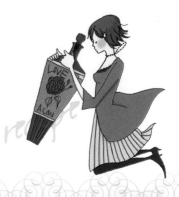

Woman healing recipe

No.176 ｜ 光是聞到味道就有飽足感了

材　料

❋ 德國洋甘菊 ················ 2 滴
◐ 葡萄柚 ···················· 2 滴

Aroma Image

是尚未成熟的桃子
或 蘋果的水果香
氣。雖然能感受到
甜味，但只有淡淡
散發出來的程度。

建 議 用 途

- 沐浴油
- 沐浴鹽
- 氣泡入浴劑
- 足浴

No.177 ｜ 沉靜心靈和食慾的香氣

材　料

🌿 杜松 ···················· 2 滴
🔥 沒藥 ···················· 1 滴
🌿 迷迭香 ·················· 1 滴

Aroma Image

歷史古蹟庭院的池
塘邊。給人的印象
是公園裡的木頭、
池水、草皮的氣味
各自散發主張。

建 議 用 途

- 沐浴鹽
- 氣泡入浴劑
- 足浴
- 按摩油

No.178 ｜ 用辛香料燃起幹勁！

材　料

🌿 薄荷 ···················· 2 滴
🌿 迷迭香 ·················· 2 滴

Aroma Image

像是放在鋁罐裡的
薄荷口味水果糖的
香氣，散發出舔掉
手指上沾到的糖衣
時的味道。

建 議 用 途

- 沐浴油
- 沐浴鹽
- 氣泡入浴劑
- 按摩油

No.179 ｜ 快要被甜食引誘時

材　料

✨ 薑 ······················ 1 滴
🌲 松樹 ···················· 1 滴
🔥 沒藥 ···················· 2 滴

Aroma Image

潮濕的柏油路氣味。
像是開始下雨時帶
有些微灰塵味的香
氣。

建 議 用 途

- 沐浴油
- 沐浴鹽
- 氣泡入浴劑
- 身體磨砂膏

　　下定決心要減肥，但是採取限制卡路里的飲食之後，變得心情煩躁，最後因為忍耐過度，反而又吃得更多……各位有沒有過這樣的經驗呢？想要減肥成功，先讓心情沉靜下來是很重要的事，此外減肥不只是飲食控制，利用適度的運動將肌肉和脂肪轉變成容易代謝的狀態也是非常重要的。

　　使用能夠促進發汗的杜松精油或迷迭香精油，以及能夠排出代謝廢物，同時可以振奮心情的葡萄柚精油，可以期待會有實質的功效。此外，精油還具有沉靜心靈的效果，不把精油用在容易令人心情煩躁的減肥上真是太可惜了。

No.180 | 一掃減肥時的鬱悶感

材料

🌿 薄荷	2 滴
❀ 薰衣草	2 滴

Aroma Image

感覺像是夏天的黃昏時，把水灑在植物和庭院之後散發出的清新香氣。

建議用途
- 沐浴油
- 氣泡入浴劑
- 按摩油
- 足浴

No.181 | 開心的減肥生活1

材料

✺ 香茅	1 滴
✺ 檸檬	2 滴
✺ 檸檬草	1 滴

Aroma Image

像是用新鮮的檸檬、檸檬利口酒、檸檬香料做的點心。酸味非常夠勁。

建議用途
- 沐浴油
- 沐浴鹽
- 按摩油
- 身體磨砂膏

No.182 | 開心的減肥生活2

材料

✺ 甜橙	1 滴
✺ 葡萄柚	2 滴
✺ 橘子	1 滴

Aroma Image

甜味較重的柑橘系。眾人皆愛的味道，用在辦公事或學校也 OK，是每天都能用的香氣。

建議用途
- 氣泡入浴劑
- 足浴
- 按摩油
- 身體磨砂膏

另外還推薦各位使用這些精油

歐白芷根、茶樹、羅勒、茴香、佛手柑、香蜂草

解決經痛、不適等生理期的各種痛苦
經痛＆經前症候群

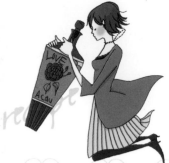

Woman healing recipe

No.183 經痛 複雜的香氣可以讓人忘卻疼痛

材 料

❋ 依蘭 ……………………… 1 滴
🌲 絲柏 ……………………… 3 滴

Aroma Image

個性鮮明的香氣互相組合出來的特殊氣味，可以期待會非常有效。

建 議 用 途
• 足浴
• 按摩油
• 身體磨砂膏

No.184 經痛 不想從棉被裡爬出來的日子

材 料

❋ 羅馬洋甘菊 …………… 2 滴
✦ 薑 ……………………… 1 滴
🌿 薄荷 ……………………… 1 滴

Aroma Image

像是拍打充滿灰塵的棉被後的氣味。隨著時間流逝，香氣給人的印象會逐漸改變。

建 議 用 途
• 沐浴鹽
• 氣泡入浴劑
• 足浴

No.185 經痛 家是最能讓人放鬆的地方

材 料

❋ 茉莉原精 ……………… 1 滴
🌿 薄荷 ……………………… 1 滴
❋ 薰衣草 …………………… 2 滴

Aroma Image

簡單來說就像是樣品屋展示場的氣味。喜歡新房子的人一定會難以自拔。

建 議 用 途
• 沐浴油
• 沐浴鹽
• 氣泡入浴劑

No.186 經痛 平穩地度過

材 料

🌲 雪松 ……………………… 1 滴
❋ 天竺葵 …………………… 2 滴
🍊 佛手柑 …………………… 1 滴

Aroma Image

像木蘭花或梔子花等開在樹上的白色花香。味道不重但會殘留在記憶裡，是有深度的香氣。

建 議 用 途
• 沐浴油
• 氣泡入浴劑
• 按摩油

　　要忍受生理期前連續好幾天的各種痛苦的人似乎非常多，冷氣房或穿太少造成的身體冰冷，有時候也是經痛或經前症候群 (PMS) 的原因，不過隨著子宮發育成熟，經血會變得容易排出，經痛也會慢慢減輕。

　　然而，如果每個月經痛都嚴重到需要躺下的話，就有可能是子宮肌瘤、子宮內膜異位症、卵巢囊腫等「疾病」造成的。在經痛＆經前症候群時，推薦各位使用能夠調節荷爾蒙平衡的天竺葵精油或依蘭精油。

No.187 PMS 想要有溫暖的感覺時

材料

❋ 檀香 …………………… 2 滴
❋ 薰衣草 …………………… 2 滴

Aroma Image

沒有強烈印象，不會覺得妨礙的柔和香氣。說不定很適合在精神狀態過度敏感時使用。

建議用途
- 氣泡入浴劑
- 足浴
- 按摩油

No.188 PMS 用泡澡放鬆

材料

🍃 絲柏 …………………… 2 滴
❋ 檀香 …………………… 1 滴
❋ 橙花 …………………… 1 滴

Aroma Image

給人的感覺像是連接著浴室的更衣室裡飄散出來，瀰漫霧氣和入浴劑混在一起的味道。

建議用途
- 沐浴油
- 沐浴鹽
- 足浴

No.189 PMS 媽媽做的菜好令人懷念

材料

❋ 德國洋甘菊 …………… 1 滴
🌿 苦橙葉 …………………… 2 滴
🍊 檸檬 …………………… 1 滴

Aroma Image

像是加入海帶芽的味噌湯就在眼前般的美味香氣，意外散發著日本風情的香味。

建議用途
- 沐浴鹽
- 氣泡入浴劑
- 身體磨砂膏

另外還推薦各位使用這些精油

經痛
甜橙、德國洋甘菊、快樂鼠尾草、葡萄柚、丁香、檀香、香茅、肉桂葉、杜松、百里香

經前症候群 (PMS)
百里香、綠花白千層、松樹、羅勒、廣藿香、茴香、苦橙葉、黑胡椒、乳香、岩蘭草、薄荷、永久花

更年期障礙

從身心療癒旁人無法理解的痛苦

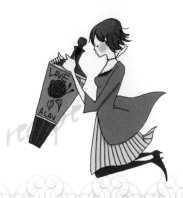

Woman healing recipe

No.190 | 良藥苦口的配方

材 料

❀ 依蘭 ····················· 2 滴
🌿 苦橙葉 ·················· 2 滴

Aroma Image

帶有苦味的獨特甜味，喜歡和討厭的反應會很極端，但這個配方組合有非常強大的效果。

建議用途
- 氣泡入浴劑
- 足浴
- 按摩油
- 身體磨砂膏

No.191 | 不要壓抑哀傷

材 料

🌿 快樂鼠尾草 ········· 2 滴
🌿 苦橙葉 ·················· 1 滴
❀ 奧圖玫瑰 ·············· 1 滴

Aroma Image

夏令營的氣味。給人的感覺像是營火燃燒過後的早晨，混合著木頭、青草、泥土、木炭等等的氣味。

建議用途
- 沐浴油
- 沐浴鹽
- 氣泡入浴劑
- 香膏

No.192 | 在心中描繪出圓融的心

材 料

❀ 橙花 ····················· 2 滴
❀ 薰衣草 ·················· 2 滴

Aroma Image

游泳池的更衣室裡淡淡飄出的甜蜜身體氣味和清爽池水氣味。給人初夏的印象。

建議用途
- 沐浴油
- 沐浴鹽
- 氣泡入浴劑
- 泥面膜

No.193 | 外出前的勇氣護身符

材 料

🍊 甜橙 ····················· 1 滴
🌿 絲柏 ····················· 1 滴
❀ 檀香 ····················· 2 滴

Aroma Image

給人的感覺像是甜蜜中又帶有檸檬皮淡淡苦味的蜂蜜檸檬香氣。

建議用途
- 足浴
- 按摩油
- 身體磨砂膏
- 護手霜

　　女性的身體為了發揮母性機能而具備了複雜的構造，隨著年齡增長，女性身體機能逐漸下降的時期，也就是停經前後，荷爾蒙平衡會起變化，引起各種不舒服的症狀，這些症狀通稱更年期障礙。有些人會出現大量出汗和臉部潮紅，也有人會出現嚴重心情低落等心理症狀，每個人面臨的症狀都有所差異。想要度過更年期障礙的方法有很多種，例如建立能夠談論任何煩惱的人際關係，或是訂立生活目標等等。請把精油列為其中一種方法來試試看。建議各位使用能夠緩和煩躁的薰衣草精油，或能夠振奮憂鬱心情的檀香精油。

No.194 | 在疲勞累積過度之前

材　料

❋ 天竺葵	2 滴
🌙 薄荷	1 滴
❋ 永久花	1 滴

Aroma Image

如同夏末晚風吹拂的感覺。像是混合了甜蜜、清爽和難過的印象。

建議用途
- 薰香燭台
- 臉部蒸氣浴
- 護手霜
- 泥面膜

No.195 | 想要溫暖身心

材　料

◉ 香茅	1 滴
🌲 松樹	2 滴
🔥 安息香	1 滴

Aroma Image

令人懷念的檸檬牛奶口味的圓圓三角形糖果香氣。帶有甜蜜檸檬風味的可愛氣味。

建議用途
- 插電式薰香燈
- 沐浴鹽
- 身體油
- 香膏

No.196 | 漫長冬天結束了，春天就要到來

材　料

🌿 茴香	2 滴
🔥 乳香	1 滴
◉ 佛手柑	1 滴

Aroma Image

像是草木萌芽時期，嫩芽和小花的柔嫩氣味。雖然沒有強烈的印象，不過是溫柔的香氣。

建議用途
- 插電式薰香燈
- 臉部蒸氣浴
- 護手霜
- 泥面膜

另外還推薦各位使用這些精油

德國洋甘菊、羅馬洋甘菊、葡萄柚、丁香、雪松、肉桂葉、茉莉原精、杜松、薑、百里香、綠花白千層、羅勒、廣藿香、黑胡椒、岩蘭草、甜馬鬱蘭、橘子、沒藥、香蜂草、西洋蓍草、尤加利、檸檬、檸檬草、玫瑰原精、花梨木、迷迭香

水　腫

消除因過度操勞而水腫的部位

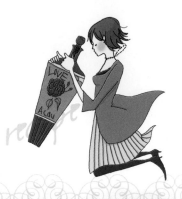

Woman healing recipe

No.197 │ 想要長期使用

材　料

- 🍊 葡萄柚 ·················· 1 滴
- 🌸 天竺葵 ·················· 1 滴
- 🍊 香蜂草 ·················· 2 滴

Aroma Image

此配方雖然沒有強烈的個性但卻清爽怡人，可以說是每天使用也不會膩的香氣。

建議用途
- 氣泡入浴劑
- 足浴
- 按摩油
- 身體磨砂膏

No.198 │ 夏天的冷氣房對策

材　料

- 🌿 絲柏 ·················· 1 滴
- 🦋 迷迭香 ·················· 3 滴

Aroma Image

像是古早的牙膏味。除了薄荷清涼香氣，還帶有點苦澀。用在按摩上會令人覺得神清氣爽。

建議用途
- 沐浴油
- 足浴
- 按摩油
- 身體磨砂膏

No.199 │ 呵護整天站著工作的腳

材　料

- 🌲 杜松 ·················· 2 滴
- 🍊 檸檬 ·················· 1 滴
- 🦋 迷迭香 ·················· 1 滴

Aroma Image

會讓人不知不覺挺直背脊的怡人香氣。做成沐浴油泡澡之後說不定會想要稍微運動一下。

建議用途
- 沐浴油
- 沐浴鹽
- 氣泡入浴劑
- 足浴

No.200 │ 邊想著那個人邊琢磨自己

材　料

- 🌸 天竺葵 ·················· 1 滴
- ✳ 廣藿香 ·················· 2 滴
- 🍊 檸檬 ·················· 1 滴

Aroma Image

像是從高貴體面的紳士身上飄來的誘人又複雜的香氣。可以說是適合大人的香味。

建議用途
- 沐浴油
- 沐浴鹽
- 氣泡入浴劑
- 身體磨砂膏

　　水腫是皮膚底下累積了過多水分的狀態。人體各處都分布了血管和淋巴管，淋巴管具有從細胞接受並回收水分和代謝廢物的機能，如果淋巴管無法有效發揮功能時，多餘的水分會累積在腿部的細胞與細胞之間，造成細胞間的水分暫時地增加。坐辦公室、維持站姿的工作、過緊的鞋子或高跟鞋、睡眠不足、精神壓力、寒性體質的人，如果一整天過度使用肌肉，導疲肌肉疲憊不堪，將充滿廢物的血液導回心臟的力量變弱，就容易發生這種狀況。請各位使用可幫助排出代謝廢物的杜松精油，或能夠消除水腫的絲柏精油，呵護疲憊導致水腫的身體部位。

No.201 | 天使贈與的細長美腿

材料

🌿 歐白芷根 ················· 2 滴
🌸 檀香 ····················· 1 滴
🌲 茶樹 ····················· 1 滴

Aroma Image

青草茂密生長的鄉下房子。香味的感覺像是樹木和大地。給人強烈的印象而非纖細的感覺。

建議用途
- 沐浴油
- 沐浴鹽
- 氣泡入浴劑
- 足浴

No.202 | 舒緩因靴子而造成水腫的腳

材料

🌿 薄荷 ····················· 1 滴
🕯 安息香 ················· 1 滴
🌿 西洋蓍草 ··············· 2 滴

Aroma Image

又甜又美味的焦糖拿鐵氣味。不過甜蜜中也含帶有清爽感。

建議用途
- 沐浴油
- 氣泡入浴劑
- 足浴
- 身體磨砂膏

No.203 | 在秋天的晚上想要泡這樣的澡

材料

🌲 雪松 ····················· 2 滴
🍋 檸檬草 ················· 2 滴

Aroma Image

像是在果樹園裡深呼吸的感覺。樹木和果實的豐富香氣混合在一起。

建議用途
- 沐浴油
- 沐浴鹽
- 按摩油
- 身體磨砂膏

另外還推薦各位使用這些精油

德國洋甘菊、薑、百里香、松樹、羅勒、茴香、黑胡椒、乳香、永久花、沒藥、尤加利、薰衣草、奧圖玫瑰

寒性體質

促進血液循環是克服寒性體質的重點

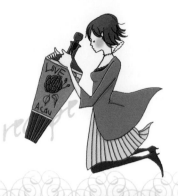

Woman healing recipe

No.204 | 差不多要開始準備過冬

材料

🌿 茶樹 .... 2 滴
🌸 薰衣草 .... 2 滴

Aroma Image

如同沾滿灰塵的棉被味道。撲鼻而來的雖然不是甜蜜的香氣，但卻是令人熟悉的味道。

建議用途
- 沐浴油
- 沐浴鹽
- 氣泡入浴劑
- 足浴

No.205 | 暖呼呼棉被裡的溫度

材料

🌸 德國洋甘菊 .... 2 滴
🌼 香蜂草 .... 2 滴

Aroma Image

飯店的早餐。給人印象是濃郁的檸檬茶、灑上香草的培根蛋、香脆的烤土司。

建議用途
- 沐浴油
- 沐浴鹽
- 氣泡入浴劑
- 身體油

No.206 | 最強升溫配方

材料

✴️ 薑 .... 1 滴
🌲 松樹 .... 1 滴
🌸 薰衣草 .... 2 滴

Aroma Image

如同歐洲當地啤酒的香氣。粗澀的獨特苦味中感受得到些微的甜味。

建議用途
- 沐浴油
- 沐浴鹽
- 氣泡入浴劑
- 按摩油

No.207 | 得到大地的力量

材料

🌿 歐白芷根 .... 2 滴
🌿 迷迭香 .... 2 滴

Aroma Image

包裹著竹葉的杏仁糖味道。涼涼的清爽感與有深度的辛辣感令人印象深刻。

建議用途
- 沐浴油
- 沐浴鹽
- 氣泡入浴劑
- 身體油

　　相較於身體其他部分都已經暖了起來，手指和腳趾等身體末端卻還是無法升溫，依舊感覺冰冷，就是所謂的寒性體質，也可以說是血液循環不良的狀態。微血管因為氣溫寒冷而收縮，沒有恢復原本狀態，血液難以流通，對手腳造成影響。

　　造成寒性體質的原因有過緊的衣服、營養不均衡又時間不規律的飲食、運動不足等。寒性體質是造成各種疾病的重要原因，因此要先從改善生活習慣開始做起，同時也可以試試看能夠促進血液循環，提高體溫的杜松精油跟薑精油。

No.208 | 連心情溫度也下降時

材 料

肉桂葉	1 滴
杜松	1 滴
羅勒	2 滴

Aroma Image

溼狗的氣味。這是形容陳年葡萄酒香氣的描述之一。讓身體內部溫暖起來的平和氣味。

建議用途
- 沐浴油
- 沐浴鹽
- 氣泡入浴劑
- 足浴

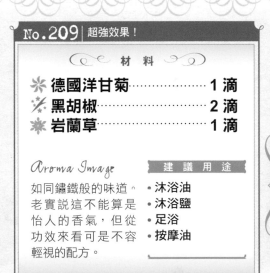

No.209 | 超強效果！

材 料

德國洋甘菊	1 滴
黑胡椒	2 滴
岩蘭草	1 滴

Aroma Image

如同鏽鐵般的味道。老實說這不能算是怡人的香氣，但從功效來看可是不容輕視的配方。

建議用途
- 沐浴油
- 沐浴鹽
- 足浴
- 按摩油

No.210 | 芳香的襪子！

材 料

歐白芷根	2 滴
薄荷	1 滴
沒藥	1 滴

Aroma Image

如同在湖裡划船時的感覺。給人的印象是涼涼的清爽感以及船的木頭觸感。

建議用途
- 沐浴油
- 沐浴鹽
- 身體油
- 足浴

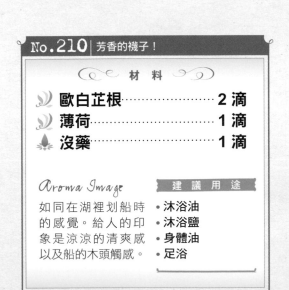

另外還推薦各位使用這些精油

甜橙、甜馬鬱蘭

不論做菜或打掃都會變得有趣的香氣
廚房噴霧

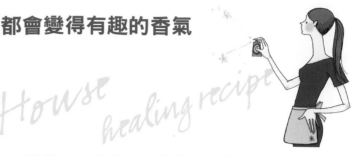

House healing recipe

No.211 | 在廚房裡發現小蟲子！

材 料

* ✨ 丁香 ……………………… 1 滴
* 🌿 薄荷 ……………………… 1 滴
* ⊛ 檸檬草 …………………… 2 滴

Aroma Image

像是把洗碗精濃縮成 10 倍後的感覺。飄進眼睛應該會非常刺痛的強烈香氣。

建議用途

* 廚房噴霧
* 除臭劑

No.212 | 適合用在切過魚的砧板上

材 料

* 🌸 橙花 ……………………… 2 滴
* 🌲 尤加利 …………………… 2 滴

Aroma Image

像是剝開夏柑皮那瞬間的味道，混合著苦味和甜味，清爽之中又讓帶有成熟感的香氣。

建議用途

* 廚房噴霧
* 除臭劑

No.213 | 煮菜時也可以噴！

材 料

* 🌲 茶樹 ……………………… 2 滴
* ⊛ 葡萄柚 …………………… 1 滴
* ⊛ 檸檬草 …………………… 1 滴

Aroma Image

感受得到「水」的香氣。像是小黃瓜等水分含量很多的瓜類蔬菜。是清爽又乾淨的香味。

建議用途

* 廚房噴霧
* 除臭劑

No.214 | 適合廚房的除臭劑

材 料

* 🌿 薄荷 ……………………… 1 滴
* 🌲 尤加利 …………………… 2 滴
* ⊛ 檸檬 ……………………… 1 滴

Aroma Image

整體來說是帶有刺激的清涼感、清潔感和整體感的香氣，也因此具備了強大的功效。

建議用途

* 廚房噴霧
* 除臭劑

廚房的水槽是細菌非常容易繁殖的地方。尤其是夏季時發臭的排水孔和濾水網更令人在意。精油的殺菌效果和消毒效果，除了能製作廚房噴霧阻斷臭味來源，還能在忙碌家事之餘用香氣放鬆心情。把精油倒入噴霧瓶中作為廚房常備用品，在洗完碗放掉水時噴一下就能獲得新鮮空氣，除了廚房之外，還能用在洗手台或是浴室之類用水的地方。

具有殺菌效果且深受眾人喜愛的葡萄柚精油，或是具有消毒效果的檸檬草精油等，因為它們的香氣也是令人感到熟悉的食物氣味，所以最適合使用在廚房裡。

No.215 | 如同法國的廚房一般

材　料

薄荷	1 滴
薰衣草	2 滴
檸檬草	1 滴

Aroma Image
像在透明的茶壺裡放入大量花草後，加水泡開倒入杯中的花草茶香，會讓人很想喝看看。

建議用途
- 廚房噴霧
- 除臭劑

No.216 | 用這配方一次解決發臭的廚餘異味

材　料

香茅	1 滴
檸檬	2 滴
檸檬草	1 滴

Aroma Image
如同連皮燉煮大量檸檬時的濃郁檸檬香氣。在酸味和苦味的縫隙中散發著甜味。

建議用途
- 廚房噴霧
- 除臭劑

No.217 | 和料理相同的材料，可以放心使用

材　料

百里香	1 滴
羅勒	1 滴
黑胡椒	2 滴

Aroma Image
用在料理而廣為人所知的三種精油互相組合，像是會讓人嗆出眼淚的辛辣香氣。

建議用途
- 廚房噴霧
- 除臭劑

另外還推薦各位使用這些精油

依蘭、甜橙、羅馬洋甘菊、快樂鼠尾草、絲柏、檀香、雪松、肉桂葉、茉莉原精、杜松、薑、天竺葵、綠花白千層、松樹、廣藿香、玫瑰草、茴香、苦橙葉、乳香、岩蘭草、永久花、佛手柑、安息香、甜馬鬱蘭、沒藥、西洋蓍草、花梨木、迷迭香

消除靴子的惱人氣味

可以當作消除房間或置物櫃裡氣味的除臭劑

House healing recipe

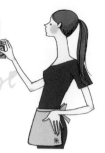

No. 218 | 用華麗的香氣去除置物櫃的異味

材料

◎ 葡萄柚 ·························· 3 滴
❋ 天竺葵 ·························· 1 滴

Aroma Image

像溶入花香蜂蜜的熱檸檬茶氣味。甜味和酸味誘發食慾。氣味芳香,不會讓人覺得是除臭用。

建議用途
- 室內芳香噴霧
- 除臭劑

No.219 | 會讓人想要保留這氣味的除臭劑

材料

◎ 佛手柑 ·························· 2 滴
❋ 薰衣草 ·························· 2 滴

Aroma Image

清爽的氣味,但是最後散發出的苦澀後調給人成熟的印象。會讓人想要大量地使用。

建議用途
- 室內芳香噴霧
- 除臭劑

No.220 | 用在濕掉的鞋子裡也 OK

材料

◎ 葡萄柚 ·························· 1 滴
🌲 尤加利 ·························· 1 滴
◎ 檸檬草 ·························· 2 滴

Aroma Image

給人的感覺像是媽媽親手作的葡萄柚果凍。是帶著清涼感的美味香氣。

建議用途
- 室內芳香噴霧
- 除臭劑

No.221 | 除臭界的萬能選手

材料

◎ 甜橙 ·························· 2 滴
◎ 葡萄柚 ·························· 1 滴
🌿 薄荷 ·························· 1 滴

Aroma Image

恰到好處的清爽系香氣。算是接受度很高的氣味,想必能在各種場合發揮功效。

建議用途
- 室內芳香噴霧
- 除臭劑

靴子是冬天必備的流行配件，但是靴子內部產生的異味非常惱人，這是因為靴子裡面的溫度和濕度很適合細菌繁殖，導致異味。

除了靴子之外，在日常生活之中會因為香菸、寵物、食物、體臭等造成無可避免的生活異味產生，置物櫃和廁所裡的空氣更是如此，遇到這種情況時，就將揮發性的基材和精油調配後裝進小型的噴霧瓶中隨身攜帶，有機會就拿出來噴一噴。或許各位會覺得兩種強烈氣味互相混合，味道不是會變得更可怕嗎？不過事實上，兩方的氣味都會消失而變成接近無臭的狀態。具有殺菌效果的薰衣草精油，或具有消毒效果的甜橙精油在這種時刻最能派上用場。

No.222 | 想要擊退中老年體臭

材料

🌿 絲柏 …………………… 1 滴
🌸 橙花 …………………… 1 滴
🌲 松樹 …………………… 2 滴

Aroma Image
像是在做森林浴。苦澀的氣味是此配方的特徵，適合男性使用的香氣，可以當作禮物送人。

建議用途
- 廚房噴霧
- 除臭劑

No.223 | 不甜的除臭配方

材料

🌲 雪松 …………………… 2 滴
🌲 松樹 …………………… 1 滴
🌲 苦橙葉 ………………… 1 滴

Aroma Image
充滿著墨水和紙張氣味的印刷廠味道。喜歡這味道的人八成會無法自拔的香氣。

建議用途
- 廚房噴霧
- 除臭劑

No.224 | 和臭味正面對決

材料

🌸 廣藿香 ………………… 2 滴
🌼 玫瑰草 ………………… 1 滴
🌙 西洋蓍草 ……………… 1 滴

Aroma Image
像是悶著汗臭味的體育社團更衣室。乍聽之下好像很臭，但是其除臭效果不可小覷。

建議用途
- 廚房噴霧
- 除臭劑

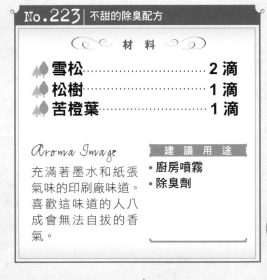

另外還推薦各位使用這些精油

依蘭、羅馬洋甘菊、快樂鼠尾草、丁香、檀香、香茅、肉桂葉、茉莉原精、杜松、甜馬鬱蘭、薑、百里香、茶樹、綠花白千層、羅勒、茴香、黑胡椒、乳香、岩蘭草、永久花、安息香、沒藥、檸檬、花梨木、迷迭香

獻給煩惱蟲害但是不想用化學藥劑的人
除蟲噴霧

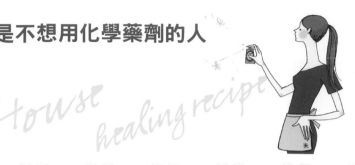

House healing recipe

No.225 | 不會破壞自然的香氣

材 料

🌲 茶樹	2 滴
🍋 檸檬	1 滴

Aroma Image

給人的感覺像是吹拂過森林裡的風。輕柔又能感受到樹葉和樹木輪廓的纖細香氣。

建議用途
- 除蟲噴霧
- 除臭劑

No.226 | 蟲蟲不再來，真的很不可思議

材 料

✽ 天竺葵	1 滴
🌿 尤加利	1 滴
🍋 檸檬	2 滴

Aroma Image

給人的感覺像是在草原隨手摘一朵花的氣味，混合著花朵的甜蜜香氣和莖部的青草味。

建議用途
- 除蟲噴霧
- 除臭劑

No.227 | 沒想到這是除蟲劑的香味

材 料

💮 香茅	2 滴
🌲 杜松	1 滴
🌲 茶樹	2 滴

Aroma Image

麻麻的辛辣清涼感。還可以用在充滿汗臭味的房間保持清爽，真是一石二鳥的配方。

建議用途
- 除蟲噴霧
- 除臭劑

No.228 | 噴一下就能感受到夏天

材 料

💮 佛手柑	2 滴
🍋 檸檬	2 滴

Aroma Image

百花香芬袋的香氣。像是用陽光曬乾的橘子皮，或是檸檬般清爽開朗的印象。

建議用途
- 除蟲噴霧
- 除臭劑

　　最近環保意識提升，很多人想要過健康一點的生活，因此盡量少吹冷氣，打開窗戶改吹電風扇，但是夏季最討人厭的就是蚊子之類的害蟲。雖然說要除蟲，但是家裡有小孩和寵物，或者有人皮膚比較脆弱的話，一定不太想使用市面上賣的殺蟲劑對吧。這種時候推薦各位使用精油調配的除蟲劑。雖然不像殺蟲劑有殺死蟲子的威力，但可以讓蟲子不會靠近。建議使用檸檬草或尤加利精油，滴入薰香燭台之後放在窗邊加熱，就會像點蚊香一樣，或者做成噴霧噴在紗窗等處。

No.229 | 在陽台反擊蟲子

材料

香茅	2 滴
尤加利	1 滴
檸檬	1 滴

Aroma Image

像是盛夏被太陽曬燙的柏油路。雖然不能說是好聞的氣味，但是會持續非常久，令蚊蟲不想靠近。

建議用途
- 除蟲噴霧
- 除臭劑

No.230 | 想要沉浸在負離子當中

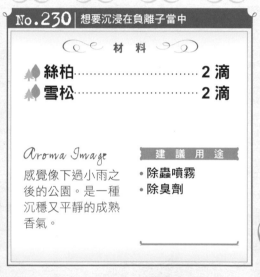

材料

| 絲柏 | 2 滴 |
| 雪松 | 2 滴 |

Aroma Image

感覺像下過小雨之後的公園。是一種沉穩又平靜的成熟香氣。

建議用途
- 除蟲噴霧
- 除臭劑

No.231 | 正統除蟲劑

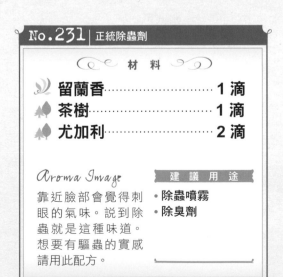

材料

留蘭香	1 滴
茶樹	1 滴
尤加利	2 滴

Aroma Image

靠近臉部會覺得刺眼的氣味。說到除蟲就是這種味道。想要有驅蟲的實感請用此配方。

建議用途
- 除蟲噴霧
- 除臭劑

另外還推薦各位使用這些精油

歐白芷根、檀香、肉桂葉、薑、百里香、綠花白千層、松樹、羅勒、黑胡椒、岩蘭草、薄荷、沒藥、西洋蓍草、檸檬草、玫瑰原精

與「香氣」共同生活

「把芳香療法融入到日常生活中吧」。現在常常聽到這句話。

但是很多人對芳香療法似懂非懂，又有些人對芳香療法的印象是「好像很麻煩耶」。到底要怎麼樣才能過著融入芳香療法的生活呢？這個專欄將要介紹使用精油之後生活變快樂的實例。

Episode 1
新的口罩使用法

我有個朋友忍受了好幾週的咳嗽之苦，不斷劇烈咳嗽，看了他的情況之後連我自己都覺得很痛苦。但是從事編輯工作的他根本沒辦法請假，他的聲音早已沙啞無力，就連講電話都很辛苦，所以我就把煮開的熱水倒進杯子裡，再加入一滴綠花白千層精油之後遞給他，「不能喝喔」我提醒他之後，讓他吸入與蒸氣一起浮上來的香氣。大約 10 分鐘之後驚人的事情發生了，原本沙啞發不出來的聲音竟然變得很清晰。

藉由這次機會實際體驗到精油功效的朋友，後來就在面紙上滴綠花白千層精油，往內對折之後塞進口罩裡，綠花白千層帶有特殊清涼感的香味擴散在口罩裡，「多虧了綠花白千層精油，我覺得呼吸時也都變輕鬆了，雖然不知道是不是我的錯覺，不過這好像魔法喔！！」朋友這麼對我說。

當然對精油效果的反應會有個人差異，並不是所有使用過精油的人都有相同的感想，不過我相信因為感冒等原因造成呼吸不順時，那種「舒適感」就是精油提高免疫力的證明。

Episode 2
深夜的芳香療法

我想應該很多人喜歡衣服洗好的味道，洗衣精的香氣會讓我們聯想到清潔感和太陽令人安心的氣味，不論在哪個家庭都是日常生活中就有的氣味。尤其是床單和枕頭套等寢具飄散出這種味道時，感覺就好像保證會一夜好眠。

我朋友也是非常喜歡這種「衣服洗好的味道」的人之一，不過他一個人住，生活又忙碌，實在沒辦法每天都更換床單和枕頭套。因此我就將 No.061 的配方製作成芳香噴霧裝進小瓶子裡，當作禮物送給他。我告訴他整理床鋪和折棉被時要記得噴在床單和枕頭上。如果再加進具有安眠效果的精油更是一石二鳥，每天晚上都能在邊享受殘留香氣的同時讓疲憊的身心好好休息。

過幾天，我那位友人傳來的道謝簡訊中提到，噴了精油的寢具讓他每天都能睡得很好，還有那時候耗費他心力的工作企畫也非常地成功。他現在似乎也會自己調配精油製作芳香噴霧。讓他的生活中增加了「享受香氣」這件事，對我來說是非常開心的事情。

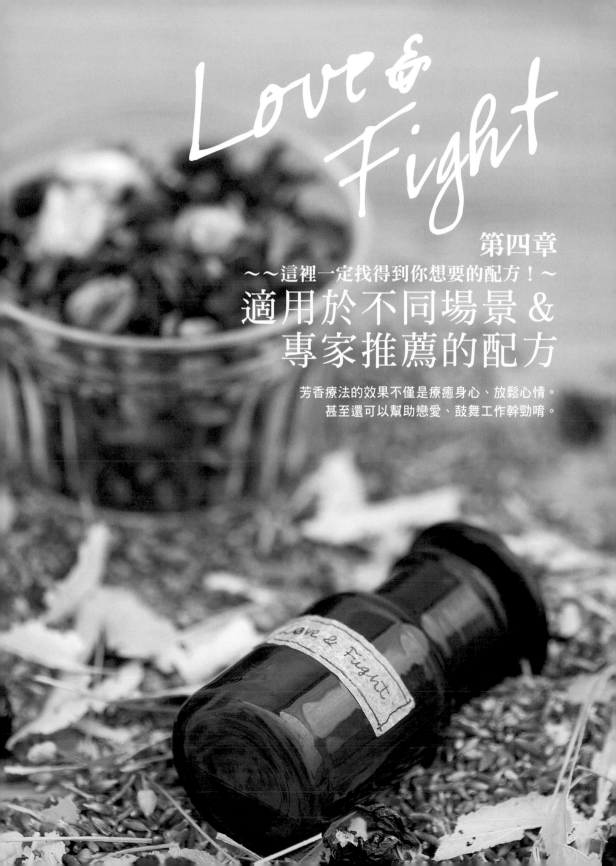

Love & Fight

第四章
～～這裡一定找得到你想要的配方！～
適用於不同場景&
專家推薦的配方

芳香療法的效果不僅是療癒身心、放鬆心情。
甚至還可以幫助戀愛、鼓舞工作幹勁唷。

Love：支持戀愛的配方

讓他心動的
戀愛香氣

10 幾歲的時候明明就能率直表達「喜歡人」的心情，
但是最近卻完全沒有讓人心動的好對象⋯⋯原本是這麼想，但
才剛講完就發現自己陷入愛情裡了，這就是戀愛。
本章節將會介紹
在好對象出現時能夠強力支援你的配方。
要讓對方心跳加速的關鍵就是
依蘭、奧圖玫瑰、橙花等花朵類的精油。
這些精油具有催情效果。
只要把這些香味擦在身上，
不只自己，對方也會有所感覺。
也就是說，這是可以讓雙方心跳加速的香氣。
恰好的時機對戀愛來說也是非常重要的要素。
借用精油的力量試著鼓起勇氣吧。

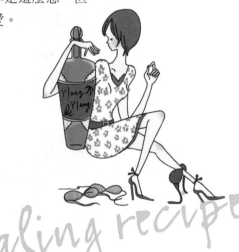

Love healing recipe

No.232 | 不只是甜蜜香氣而已喔

✽ 材料 ✽

❋ 依蘭	1 滴
❋ 丁香	3 滴

Aroma Image

能夠引發出濃郁後勁的花朵香氣和強烈的辛辣氣味，總而言之是適合大人的香氣。

建議用途
・插電式薰香燈
・按摩油
・香膏

No.233 | 好想成為適合穿和服的女性

✽ 材料 ✽

❋ 茉莉原精	2 滴
❋ 奧圖玫瑰	2 滴

Aroma Image

古典風情的梳妝台抽屜或昭和年代復古的粉底香氣，帶有些微甜味又高雅的感覺令人印象深刻。

建議用途
・薰香燭台
・香膏
・沐浴油

No.234 | 想讓你神魂顛倒

✿ 材料 ✿

✳ 橙花	………………… 1 滴
🔥 乳香	………………… 2 滴
✳ 永久花	………………… 1 滴

Aroma Image

釀造葡萄酒或雪莉酒的木桶氣味，橡樹系的氣味。還帶有濕潤土壤的香氣。

建議用途
- 薰香燭台
- 插電式薰香燈
- 沐浴油

No.235 | 利用反差攻陷他

✿ 材料 ✿

✳ 橙花	………………… 1 滴
✿ 奧圖玫瑰	………………… 3 滴

Aroma Image

給人的感覺像是使用葛粉製成的Q彈和菓子味道，也有人說像是線香的氣味，日式風情的感覺。

建議用途
- 插電式薰香燈
- 香膏
- 室內芳香噴霧

No.236 | 普通辦法行不通

✿ 材料 ✿

◒ 葡萄柚	………………… 1 滴
✻ 廣藿香	………………… 1 滴
🌲 花梨木	………………… 2 滴

Aroma Image

一開始的衝擊是墨汁的氣味，接下來是葡萄柚的清新香氣飄散出來。

建議用途
- 插電式薰香燈
- 沐浴油
- 室內芳香噴霧

No.237 | 男人難以抗拒的香氣

✿ 材料 ✿

✼ 肉桂葉	………………… 2 滴
✻ 廣藿香	………………… 1 滴
✿ 奧圖玫瑰	………………… 1 滴

Aroma Image

如同肥皂般清潔又有深度的香氣，不論男女都會喜歡的味道。

建議用途
- 沐浴油
- 香膏
- 室內芳香噴霧

No.238 | 要攻陷戶外派的他絕對是這個配方

✿ 材料 ✿

🌿 茴香	………………… 2 滴
✿ 奧圖玫瑰	………………… 1 滴
🌿 迷迭香	………………… 1 滴

Aroma Image

如同在森林中漫步發現泉水時，散布在泉水周圍的空氣。給人清新又柔軟的印象。

建議用途
- 插電式薰香燈
- 香膏
- 室內芳香噴霧

另外還推薦各位使用這些精油

歐白芷根、檀香、香茅、杜松、薑、留蘭香、百里香、茶樹、綠花白千層、松樹、羅勒、黑胡椒、岩蘭草、薄荷、沒藥、西洋蓍草、尤加利、檸檬草、玫瑰原精

🌹 Love：支持戀愛的配方
跨越年齡差距的芳香

跟年長或同年紀男性談戀愛談到累的女性，開始把焦點集中在比自己年輕的男生身上。
他們超出預期的奮鬥姿態打動了女人的心。
攻略的重點就在於面對年紀輕的男生更要把他們捧得高高的。
這對年紀較長的女性來說應該是小事一樁。
接下來再用佛手柑精油、甜橙精油等柑橘系的香味展現出天真的少女模樣。
相反的，戀愛經驗豐富的年長男性，
應該已經體驗過至今交往過女性的多種香水味，
面對這種對象，不妨試著用精油的自然香味來衝擊對方。
讓現成香水沒有的新鮮、複雜香氣飄散出來，
表現出不同凡響的神祕感來攻陷對方。

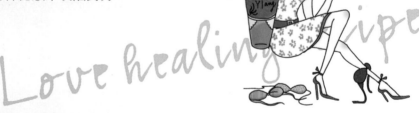

Love healing recipe

No.239 | 年紀輕的人必須展現出樸實的氣質

〰〰 材料 〰〰

❋ 廣藿香	3 滴
🍃 迷迭香	1 滴

Aroma Image

給人的感覺像是在悶熱的區間車車廂裡。會讓人想起 10 幾歲時的戀情，是毫無防備的香氣。

建議用途
・按摩油
・香膏
・氣泡入浴劑

No.240 | 配合還帶著一點孩子氣的他

〰〰 材料 〰〰

❋ 依蘭	1 滴
❋ 檀香	2 滴
🌿 綠花白千層	1 滴

Aroma Image

媽媽衣櫃的氣味。如同滲進衣服布料裡的古早香水氣味，懷念的氣氛。

建議用途
・薰香燭台
・按摩油
・香膏

No.241 | 想展現出成熟女人的從容感

❀ 材料 ❀

✻ 檀香⋯⋯⋯⋯⋯⋯⋯⋯⋯⋯ 1 滴
🍃 羅勒⋯⋯⋯⋯⋯⋯⋯⋯⋯⋯ 3 滴

Aroma Image

給人的感覺像是在森林深處迷路。並非輕浮的甜味，而是較為濃稠厚重的香氣，是此配方的特徵。

建議用途
・薰香燭台
・按摩油
・香膏

No.242 | 對付有點難攻略的年輕男性

❀ 材料 ❀

◉ 葡萄柚⋯⋯⋯⋯⋯⋯⋯⋯⋯ 2 滴
✻ 茉莉原精⋯⋯⋯⋯⋯⋯⋯⋯ 1 滴
🔥 乳香⋯⋯⋯⋯⋯⋯⋯⋯⋯⋯ 1 滴

Aroma Image

像是混合著紙張和橡膠氣味的文具賣場，對於喜歡這個味道的人來說，絕對是難以自拔的香氣。

建議用途
・薰香燭台
・香膏
・氣泡入浴劑

No.243 | 和知性派年長男性正面對決

❀ 材料 ❀

🍃 歐白芷根⋯⋯⋯⋯⋯⋯⋯⋯ 1 滴
✻ 茉莉原精⋯⋯⋯⋯⋯⋯⋯⋯ 1 滴
✻ 奧圖玫瑰⋯⋯⋯⋯⋯⋯⋯⋯ 2 滴

Aroma Image

辛辣的甜味。給人感覺像是兼具知性和性感的女醫生。

建議用途
・按摩油
・香膏
・室內芳香噴霧

No.244 | 想讓年長同事看看私底下的我

❀ 材料 ❀

◉ 甜橙⋯⋯⋯⋯⋯⋯⋯⋯⋯⋯ 2 滴
✻ 檀香⋯⋯⋯⋯⋯⋯⋯⋯⋯⋯ 1 滴
🌲 雪松⋯⋯⋯⋯⋯⋯⋯⋯⋯⋯ 1 滴

Aroma Image

如同位於夏天的高原上被風吹拂的清爽感覺，是平衡感恰到好處的香氣組合。

建議用途
・按摩油
・香膏
・室內芳香噴霧

No.245 | 可不是只有年輕而已

❀ 材料 ❀

❀ 依蘭⋯⋯⋯⋯⋯⋯⋯⋯⋯⋯ 1 滴
🔥 乳香⋯⋯⋯⋯⋯⋯⋯⋯⋯⋯ 1 滴
◉ 佛手柑⋯⋯⋯⋯⋯⋯⋯⋯⋯ 2 滴

Aroma Image

沾了灰塵的書籍堆積如山的圖書館自習室氣味，可以說是歐洲風情的厚重香氣。

建議用途
・薰香燭台
・插電式薰香燈
・室內芳香噴霧

另外還推薦各位使用這些精油

德國洋甘菊、羅馬洋甘菊、丁香、絲柏、香茅、肉桂葉、杜松、薑、留蘭香、百里香、茶樹、橙花、松樹、茴香、苦橙葉、黑胡椒、岩蘭草、薄荷、永久花、安息香、甜馬鬱蘭、橘子、沒藥、香蜂草、西洋蓍草、尤加利、薰衣草、檸檬、檸檬草、玫瑰原精、花梨木

Love：支持戀愛的配方

在害羞的他心中
點燃一把火

對於戀愛比較害羞的男性，如果沒有 100% 的自信
是不會有所行動這一點很狡滑。
遇到這種情況時，女性必須主導場面讓男方相信女方對他有好感。
此外害羞的男性也很容易受傷，
只要一點小事就會讓他失去自信，所以要特別小心。
尤其是「你不知道嗎？」這句話是最嚴重的禁句。
利用香茅、檸檬草、廣藿香等強烈香氣喚醒他，
給予他勇氣。
還有，要從朋友變成戀人比預料中的還要困難，
人類總是會被新的東西吸走目光，
所以這種時候就要借力使力讓對方看到不一樣的自己，
讓他感覺到自己和平常的差異。

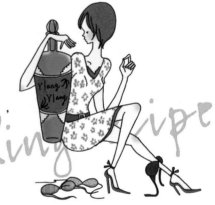

Love healing recipe

No.246 │擦身而過時想讓他忍不住回頭

❀ 材料 ❀

❀ 檀香	2 滴
⊛ 香茅	2 滴

Aroma Image

一開始是清爽的氣味，接下來漸漸變為帶有苦味的香氣，還有少許的藥品氣味。

建議用途
・沐浴油
・按摩油
・室內芳香噴霧

No.247 │想讓對方安心之後接近自己

❀ 材料 ❀

🍃 歐白芷根	2 滴
❀ 廣藿香	2 滴

Aroma Image

給人的感覺如同神聖的寺廟等樸素的印象。會喚起內心腳踏實地安心感的香氣。

建議用途
・薰香燭台
・香膏
・室內芳香噴霧

No.248 | 想要在背後默默支持他

❋ 材料 ❋

❋ 依蘭.....................3 滴
❋ 廣藿香.................1 滴

Aroma Image

像是進到老字號的西式旅館大廳時所感受到的厚重香氣，也帶有一點點東方的氛圍。

建議用途
- 薰香燭台
- 按摩油
- 室內芳香噴霧

No.249 | 打開新的抽屜

❋ 材料 ❋

❋ 依蘭.....................1 滴
❋ 橙花.....................2 滴
▲ 乳香.....................1 滴

Aroma Image

華麗中還帶有濃郁感的香氣。給人的感覺像是知性又穩重的女性會擦在身上的香水氣味。

建議用途
- 沐浴油
- 香膏
- 室內芳香噴霧

No.250 | 他以前有這麼誘人嗎？

❋ 材料 ❋

❋ 茉莉原精...............1 滴
▲ 尤加利.................3 滴

Aroma Image

屬於濃郁的香水氣味，但不是尖銳的香氣，給人柔滑的印象。

建議用途
- 薰香燭台
- 插電式薰香燈
- 沐浴油

No.251 | 穿上洋裝

❋ 材料 ❋

◉ 葡萄柚.................3 滴
❋ 茉莉原精...............1 滴

Aroma Image

些微的苦味讓人印象深刻，像是成熟女人的氣味。想要展現自己時請務必試試看。

建議用途
- 薰香燭台
- 按摩油
- 沐浴油

No.252 | 天真和性感，女人的雙面性

❋ 材料 ❋

❋ 廣藿香.................2 滴
❋ 奧圖玫瑰...............2 滴

Aroma Image

給人的感覺像是花朵初綻的玫瑰園。交互感受到華麗的部分和沉靜的部分。

建議用途
- 薰香燭台
- 按摩油
- 香膏

另外還推薦各位使用這些精油

丁香、肉桂葉、杜松、薑、留蘭香、百里香、茶樹、綠花白千層、松樹、羅勒、茴香、黑胡椒、岩蘭草、薄荷、永久花、沒藥、西洋蓍草、檸檬草、玫瑰原精、花梨木、迷迭香

🌹 Love：支持戀愛的配方

獻給過著
無性生活的兩人

愛情長跑多年，周圍的人也覺得你們兩個是「很登對的好情人」，
然而實際上不論交談或約會都重複著固定模式。
已經不再有交往初期時的新鮮感，
似乎很多女性都對此狀態抱持著不滿。
另外無性生活其實是很常見的問題，
有無性煩惱的情侶越多，無性生活的原因也越多種，
性感內衣或讓他看看其他男人當然都是有效的解決方法，
但是必須注意，並不能期待立刻就有效果。
使用能夠提升戀愛情緒的依蘭精油、
奧圖玫瑰精油來調配按摩油，
試著先做慰勞彼此的伴侶按摩看看，
但是請不要過度期待接下來就會馬上跟對方愛愛。

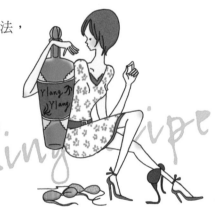

Love healing recipe

No.253 │重現兩人相遇時的感覺

❀ 材料 ❀

✳ 依蘭	1 滴
✳ 檀香	1 滴
✳ 奧圖玫瑰	1 滴

Aroma Image

給人的感覺像是一口咬下成熟的黑櫻桃的氣味，同時帶有強烈的甜味和新鮮感。

建議用途
・插電式薰香燈
・氣泡入浴劑
・按摩油

No.254 │充分展現女人味

❀ 材料 ❀

✳ 茉莉原精	2 滴
✳ 橙花	2 滴

Aroma Image

像水仙花或鈴蘭花，雖然沒有華麗的外型，但是有非常濃郁的花香。充滿豐富的氣息。

建議用途
・按摩油
・香膏
・室內芳香噴霧

No.255 | 再次牽起手

❦ 材料 ❦

🍃 花梨木 ·························· 1 滴
❋ 奧圖玫瑰 ····················· 3 滴

Aroma Image

類似醋醃水果的香氣，交錯著甜味和酸味。給人的印象意外地樸素。

建議用途
・插電式薰香燈
・氣泡入浴劑
・按摩油

No.256 | 感覺他一直在身邊

❦ 材料 ❦

❋ 檀香 ···························· 2 滴
✳ 丁香 ···························· 1 滴
❋ 永久花 ························· 1 滴

Aroma Image

木質調的溫暖中帶著辛辣氣味。雖然不華麗，卻是每天聞不膩的香氣。

建議用途
・插電式薰香燈
・氣泡入浴劑
・室內芳香噴霧

No.257 | 跟平常有一點點不一樣

❦ 材料 ❦

❋ 廣藿香 ························· 3 滴
✳ 奧圖玫瑰 ····················· 1 滴

Aroma Image

給人的感覺像是高級牙科診所的候診室，空氣清淨機確實發揮功效的乾淨空間。

建議用途
・薰香燭台
・插電式薰香燈
・室內芳香噴霧

No.258 | 想要對方說「我想緊緊抱住你」

❦ 材料 ❦

❋ 依蘭 ···························· 2 滴
❋ 檀香 ···························· 2 滴

Aroma Image

像是深紫色的堇花散發出來的花香。並不是只有甜味，複雜香氣令人印象深刻。

建議用途
・薰香燭台
・沐浴油
・香膏

No.259 | 明明都還不知道我的一切

❦ 材料 ❦

✳ 丁香 ···························· 1 滴
❋ 永久花 ························· 2 滴
❋ 奧圖玫瑰 ····················· 1 滴

Aroma Image

包裝包裹用的棕色牛皮紙氣味。給人的感覺像是拆開包裹時散發出來的淡淡鄉愁。

建議用途
・薰香燭台
・插電式薰香燈
・沐浴油

另外還推薦各位使用這些精油

歐白芷根、葡萄柚、香茅、肉桂葉、杜松、薑、留蘭香、百里香、茶樹、綠花白千層、松樹、羅勒、茴香、黑胡椒、乳香、岩蘭草、薄荷、沒藥、西洋蓍草、尤加利、檸檬草、玫瑰原精、迷迭香

戀人不在身邊時的芳療

氣味具有和記憶連結的特徵。

戀愛是需要另一個人才能成立的。當然，戀愛中並非只有美好的事情，

有時候也會有痛苦的事情。

不過只要事先決定好兩人的「幸福香氣」，

不論發生了什麼問題，只要聞到那個香味，美好的記憶就會被喚起，

心情也能冷靜下來。

擁有兩人回憶的香氣，

或許比強硬把對方的手機畫面設成自己照片還更有效。

請以香味沉穩溫柔的天竺葵精油為中心，

調配出稍甜的配方，並裝進每一天的幸福。

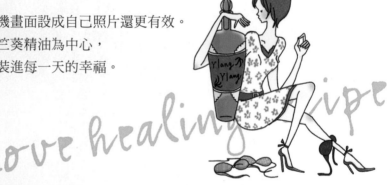

Love healing recipe

No.260 | 想起兩人一起旅行的回憶

❀ 材料 ❀

✿ 天竺葵	2 滴
✿ 橙花	1 滴
◎ 橘子	1 滴

Aroma Image

在籃子裡堆成小山的南國水果香。情緒會因美味的香氣而高漲起來。

建議用途
・薰香燭台
・氣泡入浴劑
・香膏

No.261 | 要一直一直相愛喔

❀ 材料 ❀

✿ 茉莉原精	2 滴
✿ 橙花	2 滴

Aroma Image

像是夜裡綻放的月下美人之類的南國花朵。帶有東方濃郁香氣。

建議用途
・薰香燭台
・氣泡入浴劑
・香膏

No.262 | 再次體驗相遇時的小鹿亂撞

❀ 材料 ❀

✺ 天竺葵……………………… 2 滴
✽ 奧圖玫瑰…………………… 2 滴

Aroma Image

濃郁的玫瑰花香，高潔的香氣。香味濃郁到會嗆鼻，或許有人不太能接受。

建議用途
・薰香燭台
・氣泡入浴劑
・香膏

No.263 | 請想起我

❀ 材料 ❀

✳ 依蘭……………………… 1 滴
◉ 甜橙……………………… 1 滴
🌲 雪松……………………… 2 滴

Aroma Image

打開阿嬤的梳妝台抽屜時散發出來的粉底氣味。像是古早時期穩重的女性香氣。

建議用途
・氣泡入浴劑
・香膏
・室內芳香噴霧

No.264 | 不論何時我的心都在你身邊

❀ 材料 ❀

✺ 天竺葵……………………… 2 滴
🔥 乳香……………………… 1 滴
◉ 佛手柑…………………… 1 滴

Aroma Image

甜甜的花蜜香氣。此配方散發出來的甜香範圍很廣，從滑順厚重的木質甜味到果實的甜香都有。

建議用途
・薰香燭台
・插電式薰香燈
・室內芳香噴霧

No.265 | 雖然不會說自己不寂寞

❀ 材料 ❀

✺ 天竺葵……………………… 3 滴
✽ 奧圖玫瑰…………………… 1 滴

Aroma Image

像漫步在水仙花綻放處，水仙花混合著甜蜜和水嫩感，低調卻令人印象深刻。

建議用途
・插電式薰香燈
・沐浴鹽
・室內芳香噴霧

No.266 | 想要打起精神時

❀ 材料 ❀

◉ 甜橙……………………… 2 滴
✺ 天竺葵……………………… 1 滴
✽ 薰衣草…………………… 1 滴

Aroma Image

如同成熟鳳梨般的美味氣味。樸實又明亮特別有魅力，是很多人喜歡的香氣。

建議用途
・薰香燭台
・沐浴鹽
・香膏

另外還推薦各位使用這些精油

德國洋甘菊、羅馬洋甘菊、葡萄柚、絲柏、檀香、香茅、杜松、薑、羅勒、廣藿香、苦橙葉、黑胡椒、岩蘭草、永久花、安息香、甜馬鬱蘭、沒藥、香蜂草、檸檬、檸檬草、玫瑰原精、花梨木、迷迭香

🌹 Love：支持戀愛的配方

獻給驚覺自己
已經單身很久的人

總是以事業為重，完全進入男性模式了嗎？
這些配方是獻給想要再度心動的人，
還有已經忘了如何去愛的人。
請使用這些配方融化心中已經凝固的部分，
再度開啟心扉。
佛手柑、甜橙、橘子、檸檬等柑橘系的香氣
可以喚起溫暖又豐富的感情。
在這類精油裡再調入能起愛情化學作用的精油，
例如奧圖玫瑰、茉莉或依蘭
試著讓自己保持在為下一次戀愛做好準備的狀態。

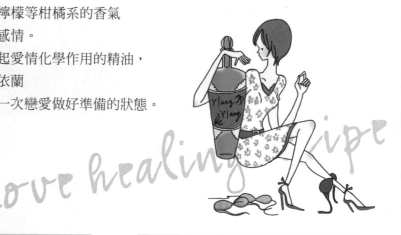

Love healing recipe

No.267 ｜先從低調展現自己開始

∽❀材料❀∽

❀ 依蘭	……………………	1 滴
❀ 廣藿香	…………………	2 滴
🍊 佛手柑	…………………	1 滴

Aroma Image

此配方的特徵為溫暖
又濃郁的甜味。雖然
不是每個人都喜歡，
卻是可以到達內心深
處的氣味。

建議用途
・插電式薰香燈
・護手霜
・室內芳香噴霧

No.268 ｜重新審視自己

∽❀材料❀∽

❁ 茉莉原精	…………………	1 滴
✘ 黑胡椒	…………………	3 滴

Aroma Image

此配方或許是令人
感到意外的組合。
是由辛香料和花朵
組合出低調但堅強
的香氣。

建議用途
・薰香燭台
・護手霜
・香膏

No.269 | 少女心完全綻放

∽ 材料 ∾

🌿 花梨木⋯⋯⋯⋯⋯⋯⋯⋯ 2 滴
✳ 奧圖玫瑰⋯⋯⋯⋯⋯⋯⋯ 2 滴

Aroma Image

剛洗好尚未曬乾的
衣服氣味。乾淨的
香氣不會太女性化，
最適合戀愛的復健。

建議用途
・插電式薰香燈
・護手霜
・室內芳香噴霧

No.270 | 深呼吸的好搭擋

∽ 材料 ∾

🌿 留蘭香⋯⋯⋯⋯⋯⋯⋯⋯ 3 滴
🌲 花梨木⋯⋯⋯⋯⋯⋯⋯⋯ 1 滴

Aroma Image

如同放了許多種香
草的沙拉醬。好像
會讓心中沉睡的部
分覺醒一樣。

建議用途
・薰香燭台
・護手霜
・香膏

No.271 | 偶爾也要晚上跑出去玩

∽ 材料 ∾

✳ 依蘭⋯⋯⋯⋯⋯⋯⋯⋯⋯ 2 滴
✨ 薑⋯⋯⋯⋯⋯⋯⋯⋯⋯⋯ 1 滴
🌿 綠花白千層⋯⋯⋯⋯⋯ 1 滴

Aroma Image

如同剛鋪好的柏油
路的刺激氣味。覺
得不想再當乖寶寶
的時候使用。

建議用途
・插電式薰香燈
・護手霜
・香膏

No.272 | 華麗的服飾有時候是必要的

∽ 材料 ∾

✳ 依蘭⋯⋯⋯⋯⋯⋯⋯⋯⋯ 1 滴
✳ 檀香⋯⋯⋯⋯⋯⋯⋯⋯⋯ 2 滴
🍊 橘子⋯⋯⋯⋯⋯⋯⋯⋯⋯ 1 滴

Aroma Image

如同小時候媽媽做
給我們喝的柳橙口
味奶昔，充滿了懷
念的感覺。

建議用途
・薰香燭台
・沐浴鹽
・香膏

No.273 | 要不要來個一人旅行呢⋯

∽ 材料 ∾

🍊 葡萄柚⋯⋯⋯⋯⋯⋯⋯⋯ 2 滴
🌿 花梨木⋯⋯⋯⋯⋯⋯⋯⋯ 2 滴

Aroma Image

給人的感覺像是雨
後穿著長靴奔跑在
青草茂密的草原
上。散發著泥土和
青草、雨水的氣味。

建議用途
・沐浴鹽
・香膏
・室內芳香噴霧

另外還推薦各位使用這些精油

歐白芷根、甜橙、德國洋甘菊、羅馬洋
甘菊、丁香、香茅、肉桂葉、杜松、天
竺葵、百里香、茶樹、橙花、松樹、羅勒、
廣藿香、茴香、苦橙葉、乳香、岩蘭草、
薄荷、永久花、沒藥、香蜂草、西洋蓍草、
尤加利、薰衣草、檸檬、檸檬草、玫瑰
原精、迷迭香

戰鬥香氣！

工作上有時會遇到艱辛和討厭的事情，
但是不能每次都為此而失落不已。
精油除了能夠療癒心靈和使人平靜之外，
還能重振低落的心情，賦予自己面對工作問題的勇氣。
「戰鬥香氣」是獻給志向遠大，總是努力不懈的人，
還有打從心裡希望自己能夠變得堅強的人。
請使用這些配方讓自己明天工作時也能帶著笑容。
請大量使用丁香、薑、肉桂葉等
辛香料的香氣來提振精神吧！

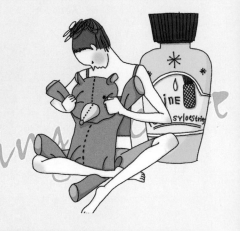

Fight healing

No.274 化溫柔為堅強

〰 材料 〰

🔥 沒藥 ……………………… 3 滴

🌿 迷迭香 …………………… 1 滴

Aroma Image

小嬰兒的氣味。具有幫助維持精力的效果，但卻是非常溫柔的香氣，這一點令人印象深刻。

建議用途
・薰香燭台
・插電式薰香燈
・香膏
・室內芳香噴霧

No.275 能與熱血運動漫畫匹敵！

〰 材料 〰

✳ 肉桂葉 …………………… 1 滴

🌿 薄荷 ……………………… 2 滴

🌲 花梨木 …………………… 1 滴

Aroma Image

給人的感覺像是踏入歷史悠久旅館的那一瞬間。隱隱約約的辛辣氣味是這個配方最吸引人之處。

建議用途
・薰香燭台
・插電式薰香燈
・香膏
・室內芳香噴霧

No.276 挺直背脊

材料

- 丁香 ·········· 2 滴
- 薑 ·········· 2 滴

Aroma Image

像薑湯的香氣。感冒時喝薑湯會變得有精神這種深刻印象似乎很有用。

建議用途
- 薰香燭台
- 插電式薰香燈
- 沐浴油

No.277 重重打擊那傢伙！

材料

- 茶樹 ·········· 1 滴
- 茴香 ·········· 3 滴

Aroma Image

給人感覺像是佇立在寬闊草原的正中央。微甜的青草氣味令人感到懷念。

建議用途
- 薰香燭台
- 香膏
- 室內芳香噴霧

No.278 應該還能表現得更好！

材料

- 歐白芷根 ·········· 1 滴
- 葡萄柚 ·········· 2 滴
- 尤加利 ·········· 1 滴

Aroma Image

像是夏天的涼麵裡剛切好的醃漬小黃瓜的味道。帶給人日式風情的印象。

建議用途
- 薰香燭台
- 插電式薰香燈
- 室內芳香噴霧

No.279 氣勢！

材料

- 丁香 ·········· 1 滴
- 黑胡椒 ·········· 1 滴
- 花梨木 ·········· 2 滴

Aroma Image

像從廟會攤販中飄出來的氣味。享受辛辣的各種香氣，刺激性強烈的氣味。

建議用途
- 插電式薰香燈
- 按摩油
- 香膏
- 沐浴油

No.280 幫同伴加油打氣

材料

- 肉桂葉 ·········· 1 滴
- 綠花白千層 ·········· 2 滴
- 松樹 ·········· 1 滴

Aroma Image

給人的感覺像是剛收割的稻米或稻草。辛香的氣味裡還飄散出些微的甘甜樸實香氣。

建議用途
- 室內芳香噴霧
- 護手霜
- 香膏

另外還推薦各位使用這些精油

香茅、杜松、留蘭香、百里香、羅勒、西洋蓍草、檸檬草

✲ Fight：支持想要加油的心情和身體的配方

排出心理毒素的芳療

常言道生氣就會長皺紋。

確實精神壓力會大量消耗我們努力攝取的維生素 C，

給予身體負面的影響，

生氣除了會長皺紋之外，也稱不上是對身體好的行為。

能量應該是要注入在有價值的事物上，

因此有時候必須接受，並讓事情就這樣過去，

想要順利讓事情過去需要的是轉換心情。

把這句話當作是成熟女性的座右銘，好好地記在腦海裡，

說不定就能跟浪費能量的事情說掰掰。

只要有具有刺激效果的葡萄柚精油和薄荷精油，

不論身在何處都能夠轉換心情。

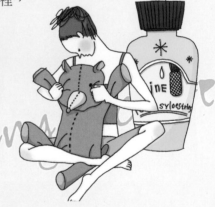

Fight healing

No.281 ｜鬆開眉間的皺紋

◌◦◦ 材料 ◦◦◦

❀ 葡萄柚	⋯⋯⋯⋯	2 滴
✲ 丁香	⋯⋯⋯⋯	1 滴
♠ 杜松	⋯⋯⋯⋯	1 滴

Aroma Image

像是未成熟哈密瓜的青澀香氣。淡淡稀疏的印象和水嫩的感覺反而讓人覺得清新。

建議用途
・插電式薰香燈
・沐浴油
・室內芳香噴霧

No.282 ｜今天要喝個痛快～但是不要喝過頭

◌◦◦ 材料 ◦◦◦

✲ 肉桂葉	⋯⋯⋯⋯	1 滴
❧ 松樹	⋯⋯⋯⋯	1 滴
❧ 薄荷	⋯⋯⋯⋯	2 滴

Aroma Image

給人的感覺像是極品麻婆豆腐。可以從很多面向感受到的複雜辛辣香氣令人著迷。

建議用途
・薰香燭台
・臉部蒸氣浴
・沐浴鹽

No.283 真正的冷靜是要這樣

⌘ 材料 ⌘

- 🌿 歐白芷根 ·················· 2 滴
- 🍂 沒藥 ·················· 2 滴
- 🌲 尤加利 ·················· 1 滴

Aroma Image

木材加工廠的氣味、泥土的氣味、樹汁的香甜。會忍不住想要盯著自己的腳看。

建議用途
- 沐浴油
- 身體磨砂膏
- 護手霜

No.284 美味的食物裡蘊含了力量

⌘ 材料 ⌘

- 🌿 茴香 ·················· 2 滴
- ✻ 黑胡椒 ·················· 2 滴

Aroma Image

加入大量蔬菜，飄散胡椒味的熱湯味道。樸實的香氣最能直接影響身心。

建議用途
- 香膏
- 室內芳香噴霧
- 按摩油

No.285 似乎可以幫助喚醒自覺

⌘ 材料 ⌘

- ✿ 香茅 ·················· 2 滴
- 🌿 西洋蓍草 ·················· 2 滴

Aroma Image

漂浮著香草的無糖檸檬茶。無甜味、尖銳又帶點辛香的香氣。

建議用途
- 薰香燭台
- 臉部蒸氣浴
- 沐浴油
- 身體油

No.286 就像對著海大叫！

⌘ 材料 ⌘

- ✻ 丁香 ·················· 1 滴
- 🌿 留蘭香 ·················· 1 滴
- 🍃 花梨木 ·················· 2 滴

Aroma Image

給人的感覺類似牙醫診療室裡面的特殊氣味。

建議用途
- 插電式薰香燈
- 臉部蒸氣浴
- 沐浴鹽
- 泥面膜

No.287 淨化心情

⌘ 材料 ⌘

- 🌲 綠花白千層 ·················· 2 滴
- 🦋 羅勒 ·················· 2 滴

Aroma Image

像是在香草園中徒手採收香草的感覺。強烈的葉子氣味帶有刺激性。

建議用途
- 薰香燭台
- 臉部蒸氣浴
- 沐浴鹽

另外還推薦各位使用這些精油

薑、百里香、茶樹、檸檬草、迷迭香

*⚹ *Fight*：支持想要加油的心情和身體的配方

獻給 24 小時 × 365 天
奮戰不懈的你

雖然每天的生活不斷忍耐，
但其實每個人都會有一兩件不悅或恐懼的事。
本篇針對重點煩惱使用有效的芳香療法，
例如憂鬱的星期一、周日夜晚症候群、令人煩躁的通勤等等。
尤其是每天痛苦通勤通學的人似乎很多，
被緊緊擠壓又無處可逃的狀況下，
只能等待漫長的時間流逝，就像是拷問一樣。
各位要不要把喜歡的配方做成香膏或護手霜，
在車廂裡建造出香氣的保護罩呢？

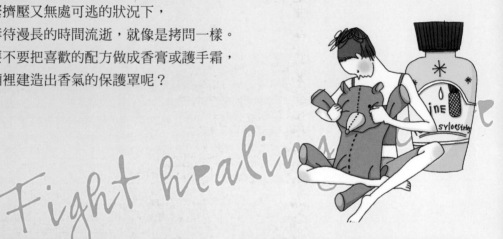

Fight healing scent

No.288 | 起跑衝刺！

~ 材料 ~

✺ 香茅	…………	2 滴
🌿 茴香	…………	1 滴
🔥 沒藥	…………	1 滴

Aroma Image

給人的感覺像是中藥的氣味。許多乾燥藥材的味道混在一起。「良藥」的氣味大概就是像這樣吧？

建議用途
・薰香燭台
・插電式薰香燈
・香膏

No.289 | 從星期一早上開始就馬力全開！

~ 材料 ~

✲ 丁香	…………	2 滴
🌲 茶樹	…………	1 滴
🌿 薄荷	…………	1 滴

Aroma Image

飄散著消毒水味的醫院候診室的感覺。喜歡的人出乎意料地多。聞了之後思緒會變得清晰。

建議用途
・薰香燭台
・插電式薰香燈
・香膏
・室內芳香噴霧

No.290 | 重設休息模式

❀ 材料 ❀

◉ 橘子 ······················ 1 滴
❀ 薰衣草 ···················· 3 滴

Aroma Image

人工合成「玫瑰」香氣，只是此氣味比較低調。可幫助睡眠，讓隔天起床時能神清氣爽！

建議用途
• 薰香燭台
• 泥面膜
• 按摩油

No.291 | 希望明天還能繼續努力

❀ 材料 ❀

🌿 歐白芷根 ·············· 2 滴
🌲 尤加利 ·················· 2 滴

Aroma Image

感覺像是淺漬小黃瓜和茄子。清爽又帶著令人懷念的氣味，可以緩和不安和精神壓力，精力 UP！

建議用途
• 沐浴油
• 泥面膜
• 按摩油

No.292 | 口袋裡的花田

❀ 材料 ❀

❀ 天竺葵 ···················· 2 滴
❀ 奧圖玫瑰 ················· 2 滴

Aroma Image

有如夢幻的香豌豆花香氣。華麗的氣味裡又給人謹慎柔美的印象。

建議用途
• 香膏
• 護手霜

No.293 | 撐過通勤時間的精力來源

❀ 材料 ❀

◉ 甜橙 ······················ 1 滴
✴ 丁香 ······················ 3 滴

Aroma Image

甜味和辛辣的絕妙平衡。最適合當作「清醒香」，在通勤中身體不舒服時可以使用。

建議用途
• 香膏
• 護手霜

No.294 | 狹窄空間的異味對策

❀ 材料 ❀

🌿 歐白芷根 ·············· 2 滴
🌲 茶樹 ····················· 1 滴
◉ 檸檬 ····················· 1 滴

Aroma Image

用香水來比喻就是海洋系的香氣。像是被打上海岸的木材，混合著海潮、水和木頭氣味。

建議用途
• 香膏
• 護手霜

另外還推薦各位使用這些精油

依蘭、德國洋甘菊、羅馬洋甘菊、葡萄柚、絲柏、檀香、雪松、肉桂葉、茉莉原精、杜松、薑、留蘭香、百里香、綠花白千層、橙花、松樹、羅勒、廣藿香、苦橙葉、黑胡椒、乳香、岩蘭草、永久花、佛手柑、安息香、甜馬鬱蘭、香蜂草、西洋蓍草、檸檬草、玫瑰原精

重要工作開始前，
幫助精神專注的芳療

重要的商談會議、在大型會場做簡報等等「重要工作」開始之前，
你會怎麼準備你的穿著打扮呢？
精明的女性妝容、完美的髮型、有條不紊的套裝、
確認完絲襪沒有脫線之後，
最後就用這些香味來完成你的事前準備吧。
香氣特徵為辛辣味，能讓人振奮精神的
丁香精油、尤加利精油或薄荷精油等刺激性味道
一定能帶給你勇氣，提高你的專注力。
可以製作成香膏擦在眼睛四周，
也可以做成噴霧，上廁所時噴一下轉換心情。

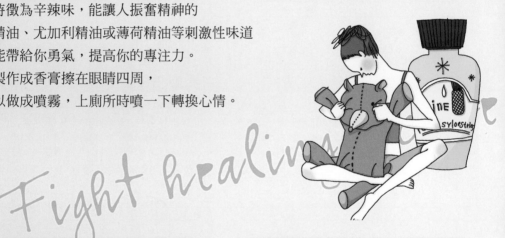

Fight healing

No.295 | 戰鬥模式，開啟

〜〜 材料 〜〜

丁香……………………… 2 滴
迷迭香……………………… 2 滴

Aroma Image
麻辣辛香的尖銳香氣
令人印象深刻。給人
的感覺就是不管願不
願意都會提振精神的
氣味。

建議用途
・香膏
・護手霜
・室內芳香噴霧

No.296 | 世界變成了慢動作狀態

〜〜 材料 〜〜

西洋蓍草……………………… 3 滴
尤加利……………………… 1 滴

Aroma Image
感覺如同鋼筆的墨
水。柔軟的香氣包覆
著乾淨的印象，適用
於強化洞察力和專注
力。

建議用途
・香膏
・護手霜
・室內芳香噴霧

No.297 | 不能興奮的時刻

⟨材料⟩

🌿 尤加利 ·············· 2 滴
🍃 迷迭香 ·············· 2 滴

Aroma Image

明明是氣味，卻是眼睛先感受到清涼感。清爽的氣味，最適合想要保持冷靜、提高專注力時使用。

建議用途
- 香膏
- 護手霜
- 室內芳香噴霧

No.298 | 能夠讓思緒清晰的魔法

⟨材料⟩

🍃 薄荷 ················· 2 滴
🌿 花梨木 ·············· 2 滴

Aroma Image

薄荷糖的氣味。甜味不明顯而且刺激性溫和，能夠鎮靜興奮狀態，給人精明能幹的印象。

建議用途
- 香膏
- 護手霜
- 室內芳香噴霧

No.299 | 相信自己的能力

⟨材料⟩

🍃 歐白芷根 ············ 1 滴
⊛ 葡萄柚 ·············· 1 滴
🔥 安息香 ·············· 2 滴

Aroma Image

如同灑上了苦澀焦糖的布丁香氣。這種甜味是適合成人的味道。

建議用途
- 薰香燭台
- 護手霜
- 香膏

No.300 | 再多努力一會，接著就是長假了

⟨材料⟩

🌲 杜松 ················· 1 滴
🌿 綠花白千層 ·········· 1 滴
🔥 沒藥 ················· 2 滴

Aroma Image

感覺像是在深山裡的瀑布水潭旁邊。含有水氣的木頭和青草的味道。

建議用途
- 香膏
- 護手霜
- 室內芳香噴霧

No.301 | 洗刷掉雜念

⟨材料⟩

🍃 留蘭香 ·············· 2 滴
🌿 茶樹 ················· 1 滴
🍃 薄荷 ················· 1 滴

Aroma Image

如同牙膏的氣味。帶有強烈的清涼感。只要使用此配方，就算是一大早的會議也能從一開始就突飛猛進。

建議用途
- 香膏
- 護手霜
- 室內芳香噴霧

另外還推薦各位使用這些精油

香茅、肉桂葉、薑、百里香、松樹、羅勒、黑胡椒、茴香、甜馬鬱蘭、檸檬草

快要撐不下去時
的芳療

就算睡眠不足或整夜沒睡，也要硬撐著不想讓人看到自己疲憊的表情，
不想讓睡眠不足成為藉口。
在洗手台洗手時，一邊看著鏡子一邊在心裡想著：
「只要再幾個小時就好了，請讓我打起精神。」
本篇的配方就是在這種時候派上用場。
睡眠不足時容易因為心情焦慮導致失敗，
反而增加了其他不必要的工作量。
香茅精油和薄荷精油等清爽氣味、加上花梨木精油和
松樹精油等木質調香味，混合了這兩種味道的配方，
在提神的同時，還能讓心情沉靜下來。
請做成噴霧並且試著噴出之後大力深呼吸看看。

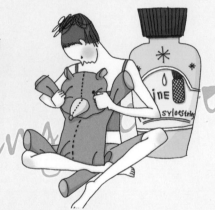

Fight healing spirit

No.302	只要把這件事弄完……

◆ 材料 ◆

🌿 留蘭香	2 滴
🌲 花梨木	2 滴

Aroma Image

甜味較少，還很硬的
葡萄果實。相較之下
是比較樸素的香氣，
但是提神醒腦的效果
意外地好。

建議用途
・插電式薰香燈
・沐浴油
・室內芳香噴霧

No.303	驅散睡意的最後手段

◆ 材料 ◆

🌿 薄荷	1 滴
🌿 迷迭香	3 滴

Aroma Image

真的就是清醒香。感
覺像是帶有強烈刺激
臭味的消毒水原液。
覺得「糟糕了！」的
時候可以趕快使用。

建議用途
・插電式薰香燈
・氣泡入浴劑
・室內芳香噴霧

No.304 | 專為慢性睡眠不足設計

材料

✳ 丁香··············· 2 滴
🌲 尤加利··············· 2 滴

Aroma Image

類似肉桂的香味。香氣會慢慢滲透出來，推薦各位當作辦公桌上的常備品。

建議用途
・插電式薰香燈
・沐浴油
・氣泡入浴劑

No.305 | 吹散鬱悶的心情

材料

🌲 松樹··············· 2 滴
🌙 薄荷··············· 2 滴

Aroma Image

先是眼前變得明亮，之後透過呼吸可以感受到流遍腦部及全身的清新感和清涼感。

建議用途
・插電式薰香燈
・沐浴油
・室內芳香噴霧

No.306 | 身心雙方面的支援

材料

🌲 茶樹··············· 1 滴
🌙 茴香··············· 1 滴
🔥 沒藥··············· 2 滴

Aroma Image

非常獨特的香氣。或許不適合人多的辦公室，不過能夠一掃瘴氣。

建議用途
・插電式薰香燈
・沐浴油
・室內芳香噴霧

No.307 | 用於補充刺激感

材料

⚙ 香茅··············· 2 滴
🌙 留蘭香··············· 1 滴
✳ 黑胡椒··············· 1 滴

Aroma Image

酸味和清涼感和辛辣的香氣比例有點類似泰國著名的泰式酸辣湯。

建議用途
・插電式薰香燈
・沐浴油
・室內芳香噴霧

No.308 | 總之一次就清醒！

材料

🌙 留蘭香··············· 1 滴
🌲 茶樹··············· 1 滴
🌲 尤加利··············· 2 滴

Aroma Image

身心都會清新無比。每種精油都含有強烈的清涼感，而且內含成分都能夠支撐住被逼到極限的精神狀態。

建議用途
・插電式薰香燈
・沐浴油
・室內芳香噴霧

另外還推薦各位使用這些精油

歐白芷根、葡萄柚、肉桂葉、杜松、薑、百里香、綠花白千層、羅勒、西洋蓍草、檸檬草

專家們來介紹
私藏的獨家配方

本篇特別邀請芳香療法的專家們來介紹他們私底下愛用的配方，以及沙龍裡受歡迎的配方。專家成員包含了芳香治療師、醫師、護士等各行各業的人士，帶來許多充滿個性的配方。

痛苦難過時就用芳療來治癒

芳香療法和區域反射療法，在歐美並不僅僅只是放鬆或療癒方法，而是自古就作為替代醫療的一環被醫療現場所採用。日本最近導入芳香療法的醫院終於開始增加了，其實市野小姐就是推廣此療法的先驅之一。市野小姐會帶著精油尋找願意讓她實行芳香療法的醫院或診所，進行「推廣業務」。這次我們請到了經歷過各種醫療現場，照護過眾多痛苦患者的護士，在此專欄介紹只有經歷過這麼多經驗的護士才懂的療癒技巧。關鍵就在於簡單就好，輕鬆又便宜的療癒法才是日常生活中的健康法。

市野沙織

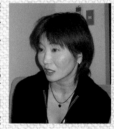

身兼護士、芳香按摩治療師和區域反射治療師。經歷了各種外部工作之後，取得了芳香按摩療法・區域反射治療師英國認可執照。自 2003 年開始，擔任了 3 年的綜合醫學 village 護理部長，目前致力於整體健康諮詢師的培育。著有《提高免疫力的腳底健康法》。

No.309	呼吸順暢噴霧

材料		
🧴	酒精 10ml ＋蒸餾水	20ml
🌲	澳洲尤加利	10 滴
🍊	葡萄柚	3 ～ 4 滴
	（可依氣候改用檸檬精油）	
🌿	薄荷	1 滴
✴	丁香（有的話）	1 滴

Comment

花粉症引起鼻塞或是喉嚨發炎時，可將此噴霧噴在房間下方，秘訣就在於讓療癒成分隨著酒精蒸發至房間上方。免疫力 UP 同時還具有抗菌效果。

※ 請將精油先滴入酒精之後再加入蒸餾水中。

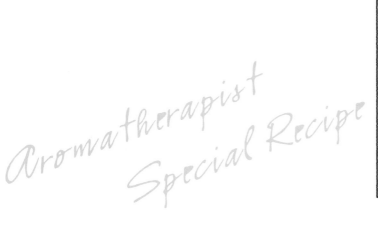 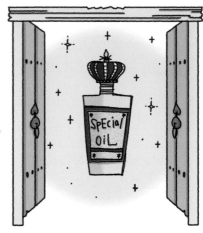

Aromatherapist Special Recipe

No.310 消除瘀青

材料
- 🧴 基底油 10ml
- 🌸 永久花 ....1 滴
- 🌸 薰衣草 ....2 滴

Comment

撞到小腿時，將此配方塗抹在內出血部位，可以分解皮膚下方擴散的瘀血。越早塗效果越好，感覺到「好痛」的時候趕緊塗抹。

No.311 曬傷後的照護

材料
- 🧴 杏桃核仁油 8ml
- 🧴 玫瑰果油 2ml
- 🌸 橙花 ....2 滴
- 🌸 薰衣草 ....1 滴

Comment

天氣炎熱時也要工作的球僮超愛用的複方精油。只要塗抹在曬傷後的肌膚上，就能幫助肌膚恢復。煩惱曬斑久久不退的人再多加 1 滴永久花精油就行了唷。

No.312 解決指甲的各種問題

材料
- 🧴 乳木果油 (雪亞脂)..........5g
- 🌲 茶樹 ....2 滴
- 🌸 薰衣草 ....2 滴
- 🌼 檀香 ....1 滴

※ 請勿隔水加熱乳木果油，而是於常溫狀態下充分混合均勻。

Comment

我想很多人有指甲過薄、凍甲、灰指甲等等指甲問題，將此美甲霜塗抹在指甲根部的甲床部分，就能幫助長出強健的指甲。

幫助身心的「再生」

森田小姐自從開始從事空服員的工作之後，突然得了過敏性氣喘和異位性皮膚炎，後來靠著植物的治癒能力克服了這些症狀，她在法國學習的植物療法當中，芳香療法就是她所學習的其中一種療法。回國後，她除了以植物療法研究者的身分執業之外，還以創業家的身分活躍著。我們請森田小姐提供了支持忙碌的每一天的配方，以及解決異位性皮膚炎的配方。

森田敦子

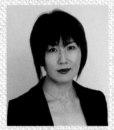

植物療法研究者。在法國學習植物療法，回國後在信州大學從事有機天然抗菌劑的研究等工作。1998年成立了 St. Louis international。目前以植物療法研究者的身分參加大阪大學的芳香療法研究開發計畫。

No.313　調整心情平衡的配方

材料

✳ 橙花（或天竺葵）	2 滴
❋ 檀香	1 滴
◉ 甜橙	2 滴
♠ 乳香	1 滴

Comment

能去除會引發失眠的心理不安。為了能有效率地吸收橙花精油的放鬆效果，請盡量以按摩油的方式直接從肌膚吸收進身體裡。

No.314　冥想配方

材料

✨ 肉豆蔻	2 滴
❋ 檀香	3 滴
◉ 甜橙	2 滴
♠ 乳香	1 滴
❋ 岩蘭草	1 滴

Comment

幫助調適自己的心靈內部。吸入這種無法用言語表達的東方香氣之後盤腿打坐，心中就會湧上感恩的心情。充滿能量的肉豆蔻精油是不可或缺的。

No.315　皮膚再生的推薦配方

材料

✳ 薰衣草	2 滴
🌲 茶樹	
✳ （或德國洋甘菊）	1 滴
◉ 甜橙（或柚子）	1 滴

Comment

肌膚不漂亮的話就無法看著別人的眼睛說話，光這樣就可以看出肌膚煩惱是多麼嚴重的事情。不過只要注意生活整體細節，適當的保養，所有的肌膚就能再生。推薦將此配方使用於薰香。

職業婦女的活力來源

　　只要一踏進安田小姐經營的沙龍「Aroma Vitamis +」，就會感受到其乾淨又沉穩的特殊色彩搭配，心情也會變得很平靜，這種氣氛大概就是身為經營者的安田小姐本身的氣質。這間沙龍提供的療法都是針對每一位客人量身訂做，這次我們請安田小姐提供了客人在沙龍裡最常見的煩惱的配方。

安田直子

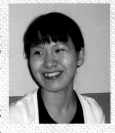

芳香按摩治療師。在數間沙龍裡以店長或主任治療師的身分工作了大約 5 年之後，於 2004 年 10 月獨自開店，在東京的代代木上原區開設了夢想中的沙龍。目前安田小姐也有舉辦針對治療師的實務講座。風格特殊的網頁也大受歡迎，聽說預約要等上一個月。

No.316　用深呼吸放鬆肩膀和頸部

材料		
🔹	乳香	2 滴
🌿	快樂鼠尾草	1 滴
🌳	花梨木	1 滴
🌲	雪松	1 滴

Comment

精神壓力造成的淺層呼吸會讓氧氣無法抵達身體各處，導致頸部和肩膀疲憊沉重。請以會讓人想深呼吸的方式溫柔地按摩身體。此配方濃縮了森林的香氣。

No.317　一掃腿部水腫疲勞的配方

材料		
✨	薑	1 滴
🌼	天竺葵	2 滴
⊙	葡萄柚	2 滴

Comment

以由下往上推動淋巴液的方式按摩整個腿部。腳踝和膝蓋關節的周圍容易累積疲勞和冰冷，所以要像用力刷洗的方式加強按摩。薑精油的用量就算很少也能發揮強大效果。

No.318　充滿南國氣息的逃避現實用配方

材料		
🌼	羅馬洋甘菊	1 滴
✻	依蘭	1 滴
🌼	天竺葵	2 滴
🌼	薰衣草	2 滴

Comment

遇到了不愉快的事情、心情鬱悶時、總之就是很疲累的時候，好想要暫時逃離匆匆忙忙的每一天！這時候充滿南國氣息的香氣就能幫助你逃避現實。

按摩及精油的加乘效果

三上小姐以和海豚共游的經驗為契機，讓她對「療癒」感生了興趣，最後她成為了一位治療師。她在治療前諮詢時，除了注重精油的效果之外還很重視精油傳遞出來的訊息。不過這次三上小姐為我們介紹的配方，據說是她本人和身邊的人試過之後確實得到功效，適合大多數女性的實用配方，同時她也以區域反射治療師的身分介紹了一些按摩技巧。

三上由希子

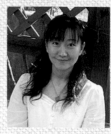

芳香按摩治療師、區域反射治療師。大學畢業後曾經在補習班工作，之後考取了區域反射治療專業證照，在區域反射治療店工作之後，考取了芳香調配師證照，於東京都內知名的旅館工作，2004 年開設了沙龍「Aqualima」。

No.319　消除橘皮組織＆排毒配方

材料		
🌲 杜松	....	1 滴
🌲 絲柏	....	1 滴
🍃 茴香	....	1 滴
🍃 迷迭香	....	1 滴

※ 容易便秘的人請略過絲柏精油。

Comment

洗完澡之後從大腿塗抹到臀部，以輕捏方式按摩，手握拳之後輕敲按壓大腿內側和大腿臀部交界處，最後順著淋巴的流向往大腿根部向上輕擦。

No.320　經痛照護

材料		
🍃 快樂鼠尾草	....	2 滴
✿ 薰衣草	....	2 滴
✿ 天竺葵	....	1 滴

Comment

可以送給經痛嚴重朋友的禮物，能夠放鬆骨盆的配方。據說在月經開始前約兩週的時候每天使用效果會更佳。

No.321　歡樂配方

材料		
🍊 甜橙	....	2 滴
🌰 安息香	....	1 滴
✿ 奧圖玫瑰	....	1 滴

Comment

曾經被人說像是媽媽的香味。象徵幸福和創造性的柳橙、散發出像是香草味的安息香還有華麗的玫瑰香氣的搭配組合。

獻給努力經營戀愛及事業的女性

伊藤小姐身為知名診所的院長,過著忙碌的每一天。她在診療現場也會向病人推薦芳香療法,不過這次她要以忙碌的職業婦女代表,提出專為女性設計的配方,幫助各位工作和私人生活都能夠更充實。據說伊藤小姐在思考配方時最重視的就是前調、中調、後調的平衡。

伊藤真由

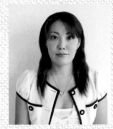

1994 年 St. Marianna 醫科大學畢業。曾任職於 St. Marianna 大學附設醫院、相關醫院的一般消化器官外科,其後曾在 Z 診所、Mediage 銀座診所、Mediage 青山通診所擔任院長,於 2007 年 8 月成立 M's 診所南麻布並且就任院長。

No.322 拖著疲憊身心回到家的晚上

材料

✺	檀香	1 滴
✺	甜橙	1 滴
✺	天竺葵	1 滴

Comment

能夠撫慰努力不懈的自己,感覺像被擁抱的配方,能夠放鬆肩膀力氣的這一點非常討喜。請各位試著用在沐浴時或薰香燭台上。

No.323 獻給今天也要奮鬥的自己

材料

✺	檸檬	1 滴
✺	薄荷	1 滴
✺	薑	1 滴
✺	花梨木	1 滴

Comment

這是能夠振奮精神和身體的配方,希望各位能在早晨試試看。本配方的靈感是來自熱檸檬薑汁這種飲料。使用了我在柑橘系中特別喜歡的檸檬精油。

No.324 想要成為魔性之女的時候

材料

✺	奧圖玫瑰	1 滴
✺	佛手柑	1 滴
✺	乳香	1 滴
✺	雙瓣茉莉	1 滴
✺	花梨木	1 滴

Comment

簡單說就是臥室用配方。用佛手柑的香氣解除警戒心、被茉莉的甜蜜香氣包覆、用乳香的懺悔香氣撫慰充滿算計行為的罪惡感,這是一帖充滿故事性的配方。

男人使用芳療有什麼錯？

從業務轉行投入芳香界的軍場先生，就是因為曾經處在充滿壓力的情況下，所以才會對能處理壓力管理可能性的芳香療法感興趣，現在則是覺得芳香療法具有更大的可能性，據說他想讓芳香療法普及到就如平常習慣，會說出「打掃、洗衣、煮菜、芳療」這種地步。

軍場大樹

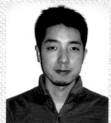

曾經從事業務工作，目前為 Aroma House LeaLea 的董事。NARD Aromatherapy 協會認可的教師、(社團法人) 日本芳香環境協會認可的芳香療法教師。
部落格「男人使用芳療有什麼錯！？」http://ameblo.jp/lealea/(日文網站) 也大受歡迎。

No.325　戒菸香水

材料

- 🫙 酒精 5ml
- 🌿 安息香 .... 5 滴
- 🍊 山蒼子 .... 5 滴

Comment

讓菸齡 10 年以上的我戒菸成功的配方。利用放鬆效果絕佳的精油抑制想要抽菸的心情，讓我從第一天開始就戒菸成功。現在已經不再需要依靠香氣了。

No.326　業務能力 UP

材料

- 🍊 佛手柑 .... 1 滴
- 🍊 橘子 .... 2 滴
- 🌲 苦橙葉 .... 2 滴

Comment

第一印象是業務的生命。如果身上飄散出柑橘系的放鬆香味，成交率一定會提升。請做成香膏試試看。雖然同樣是柑橘系，但請避免使用具有醒腦效果的檸檬和葡萄柚精油。

No.327　緊湊行程表

材料

- 🌸 羅文莎葉 .... 10 滴
- 🍊 葡萄柚 .... 10 滴
- 🌸 迷迭香 .... 10 滴
- 🫙 基底油 30ml

Comment

我在從事 365 天全年無休的工作時，被這個配方拯救了好幾次。在睡前將這個複方精油塗抹在全身，不管前一天有多麼疲累，隔天早上還是能用跳起來的氣勢起床。

月光和太陽的芳香

　　菅野小姐目前經營針灸芳香治療院「薰＆安」，提供針灸和藥用芳香治療法的服務，另外也經營治療所附設的芳香療法學校，其實她也是本書作者心目中的「芳香療法導師」。這次請菅野小姐介紹的配方是她在跟治療院的病人溝通的過程中所誕生的獨家配方，其浪漫的配方名稱也很棒。

菅野薰

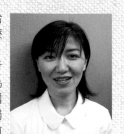

針灸師、芳香按摩治療師，針灸芳香治療院「薰＆安」院長。從時裝公司離職後考取了針灸師執照，為了實習解剖而到美國留學，並在當地接觸到了芳香療法。目前以治療師的身分於醫療現場工作，並且將東洋醫學帶進芳香療法中進行治療。

No.328　月光

材料
- ✽ 薰衣草 .... 5 滴
- 🌲 茶樹 .... 2 滴
- ✽ 天竺葵 .... 3 滴

Comment

於失眠時使用。就算從來沒有體驗過芳香療法的人，也能藉由這個配方實際感受到香氣帶來的「安心感」。我在身心醫學科進行治療法的這七年來，這是最長銷的配方。

No.329　太陽

材料
- ◉ 檸檬草 .... 2 滴
- ◉ 檸檬 .... 2 滴
- 🌲 尤加利 .... 6 滴

Comment

這也是身心醫學科裡非常受歡迎的配方。此配方是與「月光」成對比的「精力」香氣。建議各位做成噴霧，在容易恍神的上午頻繁地使用。

No.330　獻給進入安定期的孕婦

材料
- ◉ 橘子 .... 1 滴
- 🌲 花梨木 .... 1 滴

Comment

考慮到孕婦的安全性，這是不論在什麼時候都能使用的配方。能夠填補心中些微不安定感的溫柔香氣。使用時請塗抹於疲勞的身體部位。

令人安心的香氣

專攻兒童心理學和母子關係的宮川小姐，抱持著從新生命誕生的那一刻開始就能夠幫助母子關係的想法，因而開始接觸芳香療法以及自然療法。手的溫度能夠傳達安心的感覺，透過身體提供這種感受就是「芳香療法和自然療法的功能」，宮川小姐如此說道。而她提供的配方之中也能感受到這種體貼的心情。

宮川明子

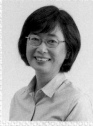

Mothers' Office Group(芳香療法學校、網購部 AQUAVITAE、Aromasphere、松之丘針灸指壓治療室) 董事、松之丘助產院顧問。過著撰寫文章和演講的忙碌生活。主要著作有《照護身心的芳香療法》。

No.331　溫柔舒緩僵硬雙手的香氣

材料
- 橙花 .... 1 滴
- 薰衣草 .... 1 滴

Comment

因為長時間使用電腦導致身體僵硬時，使用這個配方仔細按摩手部。手是表達情感的器官，請將溫柔的香氣運用在按摩或手浴試試看。

No.332　早晨，用於清醒的香氣

材料
- 桉油醇迷迭香 ...... 1 ～ 2 滴
- 葡萄柚、佛手柑等柑橘系精油 .... 1 ～ 2 滴

Comment

早上淋浴或泡澡時，在浴室的地板滴上 1 ～ 2 滴，接觸到淋浴時灑下的熱水之後香氣就會散發出來，能夠讓精神為之一振，這是在忙碌早晨也能輕鬆享受芳香精油的方法。

No.333　跌打損傷照護

材料
- 天竺葵 .... 1 滴
- 薄荷 .... 1 滴

Comment

自古以來就用於治療扭傷、撞傷、跌倒等受傷的配方，在助產院裡也用於乳房照護。建議各位使用夏威夷果油混合蓖麻油的調和基底油。

第五章
精油事典

手邊的精油或是感興趣的配方裡使用的精油
是從哪種植物萃取出來的呢？
原料植物是來自哪個地區呢？
如果能知道這些知識，就能更進一步享受芳香療法的樂趣。

精油事典

在本章節我們會介紹最常見的20種精油檔案(學名、科名、萃取部位、萃取方法、成分、功效等)。精油是由天然成分濃縮而成,因此具有強大的效果,請各位在調配精油時務必遵守本章節提到的注意事項。

　　下一篇的其他精油(P.167～P.172),是為了想更加享受芳香樂趣的人而寫,其中介紹了容易購買而且容易調配配方的30種精油。

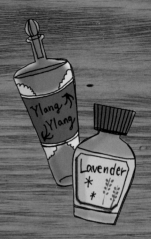

依蘭

在印尼有將依蘭的花瓣灑在新人床鋪的習俗,這表示了依蘭帶著非常性感的香氣。

學　　名	Cananga odorata
科　　名	番荔枝科
主要產地	馬達加斯加、科摩羅群島、留尼旺
萃取部位	花
萃取方法	水蒸氣蒸餾法
成　　分	沈香醇(芳樟醇)、乙酸　酯、對甲酚甲醚
調　　性	中調～後調
香氣強度(BF)	1

功　　效

生理功效
　降血壓、抗發炎、調節荷爾蒙分泌

心理功效
　抗憂鬱、催情、鎮靜

其他功效
　消毒

注意事項
　使用高濃度的依蘭精油會引起頭痛等症狀,請稀釋成低濃度(1%以下)使用。懷孕初期、低血壓者請勿使用。有些微的可能性會刺激皮膚。
　會刺激β腦內啡分泌。

甜橙

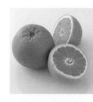

自古以來在歐洲就被視為象徵「純潔」和「多子」的水果。清爽的香氣讓人覺得心情甚至是命運都一片光明。

學　　名	Citrus sinesis
科　　名	芸香科
主要產地	義大利、以色列、美國
萃取部位	果皮
萃取方法	壓榨法
成　　分	d-檸檬烯、檸檬醛、辛醛、癸醛
調　　性	前調
香氣強度(BF)	6

功　　效

生理功效
　強化內臟、解熱、健胃、促進消化、增進食慾、鎮定痙攣、整腸

心理功效
　抗憂鬱、催眠、鎮靜

其他功效
　消毒

注意事項
　懷孕初期請勿使用。
　有些微的可能性會刺激皮膚。

羅馬洋甘菊

被稱為女性和兒童用的精油，刺激性極低所以是可以放心使用的精油。會讓人想起酸酸甜甜蘋果的溫柔香氣。

學　　名	Anthemis nobilis
科　　名	菊科
主要產地	德國、法國、摩洛哥
萃取部位	花

萃取方法　水蒸氣蒸餾法
成　　分　當歸酸異丁酯、當歸酸異戊酯
調　　性　前調
香氣強度 (BF)　3

生理功效
抗發炎、強化內臟、抗痙攣、鎮痛、抗過敏、解熱、健胃、抗風濕、消炎、促進消化、鎮定痙攣、催經、發汗、神經抑制作用

心理功效
催眠、抗憂鬱、鎮靜

護膚功效
軟化皮膚

注意事項
懷孕初期請勿使用

快樂鼠尾草

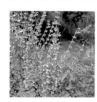

名稱來源是拉丁語「清潔的」、「光明的」。具有調節女性荷爾蒙平衡的效果，所以適合女性使用。

學　　名	Salvia sclaria
科　　名	唇形科 (紫蘇科)
主要產地	法國、摩洛哥、義大利
萃取部位	花和葉子

萃取方法　水蒸氣蒸餾法
成　　分　乙酸沉香酯、沈香醇、香紫蘇醇
調　　性　前調～中調
香氣強度 (BF)　3～4

生理功效
強化內臟、排氣、健胃、強化子宮、消炎、促進消化、舒緩痙攣、催經、抑制痙攣

心理功效
抗憂鬱、鎮靜、催情

護膚功效
消除體臭

其他功效
消毒

注意事項
生理期間、懷孕期間請勿使用。不可在飲酒時使用。使用後請勿駕駛交通工具。

葡萄柚

葡萄柚的香氣具有促進體脂肪燃燒的效果。製作成按摩油特別受歡迎。

學　　名	Citrus paradisi
科　　名	芸香科
主要產地	美國、以色列、巴西
萃取部位	果皮
萃取方法	壓榨法

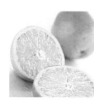

成　　分　d- 檸檬烯、圓柚酮
調　　性　前調
香氣強度 (BF)　6

生理功效
強化內臟、促進消化、增進食慾、利尿、解毒

心理功效
抗憂鬱、興奮

其他功效
殺菌、消毒

注意事項
使用後 12 小時之內請勿曝曬於紫外線或陽光下。

檀香

在日本稱之為白檀。在印度被認為是能夠招來涼爽的樹木，能夠沉靜肌膚、身體以及心情。

學　　名	Santalum album
科　　名	檀香科
主要產地	印度、印尼、巴拉圭
萃取部位	心材

萃取方法　水蒸氣蒸餾法
成　　分　檀香醇、檀香烯
調　　性　後調
香氣強度 (BF)5 ～ 7

生理功效
強化內臟、去痰、排氣、消炎、鎮定痙攣、利尿、抗菌、抗發炎、止咳

心理功效
鎮靜、催情、抗憂鬱

護膚功效
收斂、軟化皮膚、促進細胞生長

其他功效
消毒作用

杜松

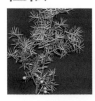

歷史悠久的精油，就連舊約聖經裡也有提到。能夠調節月經不順。同時杜松果還以作為琴酒的原料而聞名。

學　　名	Juniperus communis
科　　名	柏科
主要產地	匈牙利、法國、義大利
萃取部位	果實

萃取方法　水蒸氣蒸餾法
成　　分　α- 蒎烯、月桂烯、香檜烯、松油烯 -4- 醇
調　　性　中調
香氣強度 (BF)　4 ～ 5

生理功效
強化內臟、排氣、解毒、健胃、抗風濕、鎮定痙攣、催經、發汗、利尿、促進血液循環、鎮痛

心理功效
催情、興奮

護膚功效
收斂

其他功效
殺菌、殺蟲、消毒

注意事項
懷孕期間請勿使用，有些微的可能性會刺激皮膚。

甜馬鬱蘭

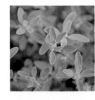

帶有「延續生命」之意。因為抗菌功能優秀，希臘人自古以來就當作草藥使用。

學　　名	Origanum majorana
科　　名	唇形科
主要產地	利比亞、埃及、西班牙
萃取部位	葉子
萃取方法	水蒸氣蒸餾法

成　　分　松油烯 -4- 醇、香檜烯、對傘花烴、γ - 松油烯
調　　性　前調～中調
香氣強度 (BF)　2 ～ 3

生理功效
強化內臟、去痰、排氣、降血壓、促進消化、鎮定痙攣、鎮痛、催經、抗菌、抗病毒、促進血液循環

心理功效
鎮靜

其他功效
消毒

注意事項
懷孕期間、生理期間、低血壓者請勿使用，有些微的可能性會刺激皮膚。

天竺葵

甜蜜的香味和玫瑰非常相似。據說在西方會被種植在住家周圍當作避邪物。當作招來良緣的香氣使用說不定也不錯。

學　　名 Pelargonium graveolens
科　　名 牻牛兒苗科
主要產地 法國、西班牙、埃及
萃取部位 葉子
萃取方法 水蒸氣蒸餾法
成　　分 香茅醇、香葉醇、沈香醇、異薄荷酮
調　　性 中調
香氣強度 (BF)　3～4

生理功效
　強化內臟、鎮痛、利尿、調節荷爾蒙分泌、抗發炎、抗真菌
心理功效
　抗憂鬱
護膚功效
　促進細胞生長、收斂、軟化皮膚、消除體臭
其他功效
　消毒、殺蟲
注意事項
　懷孕初期請勿使用，有些微的可能性會刺激皮膚。

茶樹

殺菌、提升免疫效果極佳的萬靈丹精油。就連歐洲的軍隊都曾經在第二次世界大戰時期使用過茶樹精油。

學　　名 Melaleuca alternifolia
科　　名 桃金孃科
主要產地 澳洲、辛巴威、中國
萃取部位 葉子
萃取方法 水蒸氣蒸餾法
成　　分 松油烯 -4- 醇、γ- 松油烯、1,8- 桉油醇
調　　性 前調
香氣強度 (BF)　3～5

生理功效
　去痰、抗病毒、抗真菌、發汗、促進免疫力、強心
心理功效
　興奮
護膚功效
　消除體臭
其他功效
　殺菌、消毒、殺蟲
注意事項
　有些微的可能性會刺激皮膚。

橙花

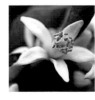

亢奮時可讓人平靜，情緒低落時可振奮精神，是能幫助維持心理平衡的萬靈丹精油。

學　　名 Citrus aurantium v. amara
科　　名 芸香科
主要產地 突尼西亞、義大利、法國
萃取部位 花
萃取方法 水蒸氣蒸餾法
成　　分 沈香醇、檸檬烯、乙酸沉香酯、橙花醇、橙花叔醇、香葉醇
調　　性 前調
香氣強度 (BF)　1～2

生理功效
　強化內臟、排氣、促進消化、鎮定痙攣、抗發炎、抗菌
心理功效
　抗憂鬱、催情、鎮靜
護膚功效
　促進細胞生長、軟化皮膚
其他功效
　殺菌、消毒
注意事項
　使用高濃度的橙花精油會引起頭痛等症狀，請稀釋成低濃度 (1%以下) 使用。

乳香

歷史上曾經在歐洲貴族之間不斷引起權利鬥爭的貴重植物。能夠改善皺紋和肌膚鬆弛，還具有緩和慢性不安的效果。

學　名 Boswellia carterii
科　名 橄欖科
主要產地 索馬利亞、衣索比亞、伊朗
萃取部位 樹脂
萃取方法 水蒸氣蒸餾法
成　分 α-蒎烯、檸檬烯、對傘花烴
調　性 中調～後調
香氣強度 (BF) 3～5

功　效

生理功效
強化內臟、排氣、強化子宮、促進消化、利尿、去痰、抗發炎、強心、鎮定痙攣

心理功效
鎮靜、抗憂鬱、催情

護膚功效
促進細胞生長、收斂、軟化皮膚、消除體臭

其他功效
消毒

薄荷

同時具有防止爛醉的效果。其證據(？)就是古代羅馬人在參加宴會時，習慣戴著薄荷編織成的頭冠。

學　名 Mentha piperita
科　名 唇形科
主要產地 美國、英國、澳洲
萃取部位 葉子
萃取方法 水蒸氣蒸餾法
成　分 薄荷醇、薄荷酮、1,8-桉油醇、異薄荷酮
調　性 前調
香氣強度 (BF) 1

功　效

生理功效
去痰、排氣、解熱、健胃、消炎、鎮定痙攣、鎮痛、催經、發汗、冷卻、強心、提神醒腦

心理功效
興奮

護膚功效
收斂、止癢

其他功效
消毒

注意事項
請勿使用在三歲以下孩童身上，懷孕期間請勿使用，有些微可能性會刺激皮膚。

佛手柑

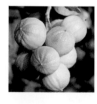

能夠鎮靜亢奮情緒和煩躁不安的香氣。加在紅茶裡，調配出「伯爵茶」的獨特香味也是很知名的用途。

學　名 Citrus bergamia
科　名 芸香科
主要產地 義大利、摩洛哥、突尼西亞
萃取部位 果皮
萃取方法 壓榨法
成　分 乙酸沉香酯、檸檬烯、沈香醇
調　性 前調
香氣強度 (BF) 5～6

功　效

生理功效
強化內臟、去痰、排氣、解熱、健胃、促進消化、鎮定痙攣、鎮痛、抗病毒、抗發炎

心理功效
抗憂鬱、鎮靜

護膚功效
消除體臭

其他功效
殺蟲、消毒

注意事項
請稀釋成低濃度(1%以下)，使用後12小時內請勿曝曬於紫外線或陽光下。

尤加利

無尾熊最喜歡的植物，具有極佳的殺菌、消炎效果。據說原產地的澳洲原住民把尤加利當作萬靈丹來使用。

學　　名　Eucalyptus globulus
科　　名　桃金孃科
主要產地　澳洲、西班牙、中國
萃取部位　葉子

萃取方法　水蒸氣蒸餾法
成　　分　1,8- 桉油醇、α- 蒎烯
調　　性　前調
香氣強度 (BF)　2 ～ 3

功　效

生理功效
　去痰、解熱、抗病毒、消炎、鎮定痙攣、鎮痛、利尿、抗真菌、抗風濕、促進免疫力

心理功效
　興奮

護膚功效
　消除體臭

其他功效
　殺菌、消毒、殺蟲

注意事項
　請勿使用在三歲以下的孩童身上，有些微的可能性會刺激皮膚。

薰衣草

法國的化學家 Rene-Maurice Gattefosse 在發生意外事故時使用了薰衣草精油，並且實際感受到功效，是現代芳香療法的起點！

學　　名　Lavendula angustifolia
科　　名　唇形科
主要產地　法國、英國、義大利
萃取部位　花和葉子

萃取方法　水蒸氣蒸餾法
成　　分　乙酸沉香酯、沈香醇、薰衣草醇
調　　性　中調
香氣強度 (BF)　5 ～ 6

功　效

生理功效
　排氣、降血壓、抗病毒、抗風濕、抗真菌、消炎、鎮定痙攣、鎮痛、催經、發汗、利尿、抗發炎、強心

心理功效
　抗憂鬱、鎮靜、安眠

護膚功效
　促進細胞生長、消除體臭

其他功效
　殺菌、消毒

檸檬

除了具有殺菌效果之外，還能夠去除心中的病菌，淨化心靈。要製作 1kg 的檸檬精油大約需要 3,000 顆檸檬。

學　　名　Citrus limon
科　　名　芸香科
主要產地　美國、西班牙、義大利
萃取部位　果皮

萃取方法　壓榨法
成　　分　α- 檸檬烯、檸檬醛、β- 蒎烯、γ- 松油烯
調　　性　前調
香氣強度 (BF)　4

功　效

生理功效
　強化內臟、排氣、降血壓、健胃、抗風濕、利尿、解熱、抗病毒、促進免疫力

心理功效
　抗憂鬱、鎮靜

護膚功效
　收斂、軟化皮膚

其他功效
　殺菌、消毒、殺蟲

注意事項
　請稀釋成低濃度 (1％以下) 使用，使用後 12 小時之內請勿曝曬於紫外線或陽光下。

檸檬草

正如其名，此精油散發出與檸檬相似的香氣，檸檬草也是泰式酸辣湯等東南亞料理裡不可或缺的香草。

學　　名 Cymbopogon citratus、
　　　　　 C. flexuosus
科　　名 禾本科
主要產地 印度、巴西、斯里蘭卡、中國
萃取部位 葉子
萃取方法 水蒸氣蒸餾法
成　　分 檸檬烯、檸檬醛、香茅醛、沈香醇
調　　性 前調
香氣強度 (BF) 1

功　　效

生理功效
強化內臟、排氣、抗真菌、促進消化、利尿、鎮痛

心理功效
抗憂鬱、鎮靜

護膚功效
消除體臭

其他功效
殺菌、消毒、殺蟲

注意事項
請勿使用在三歲以下的孩童身上，請稀釋成低濃度 (1%以下) 使用，懷孕初 4 個月請勿使用，有些微的可能性會刺激皮膚。

奧圖玫瑰

據說製作一滴精油大約需要 50 朵花的貴重精油。在中世紀的歐洲被視為能夠返老還童的妙藥。

學　　名 Rosa damascena
科　　名 薔薇科
主要產地 保加利亞、摩洛哥、土耳其
萃取部位 花
萃取方法 水蒸氣蒸餾法
成　　分 香茅醇、香葉醇、苯乙醇、橙花醇、乙酸香葉酯、突厥酮
調　　性 前調～中調
香氣強度 (BF) 1

功　　效

生理功效
抗發炎、強化子宮、強化內臟、健胃、消炎、鎮定痙攣、催經、利尿

心理功效
抗憂鬱、催情、鎮靜

護膚功效
收斂

注意事項
使用高濃度的奧圖玫瑰精油會引起頭痛等症狀，請稀釋成低濃度 (1%以下) 使用，懷孕期間請勿使用。

迷迭香

據說匈牙利的伊莉莎白王妃使用了以迷迭香為主成分的返老還童之水，到了 70 幾歲還被人求婚！

學　　名 Rosemarinus officinalis
科　　名 唇形科
主要產地 法國、突尼西亞、西班牙
萃取部位 葉子
萃取方法 水蒸氣蒸餾法
成　　分 1,8- 桉油醇、α- 蒎烯、樟腦、莰烯
調　　性 前調～中調
香氣強度 (BF) 2 ～ 3

功　　效

生理功效
強化內臟、排氣、健胃、促進消化、鎮定痙攣、鎮痛、催經、發汗、利尿、去痰、抗風濕、提神醒腦、止咳

心理功效
抗憂鬱

護膚功效　　　　**其他功效**
收斂　　　　　　　　消毒

注意事項
請勿使用在三歲以下的孩童身上、癲癇症患者、高血壓患者、懷孕期間請勿使用

其他精油

本章節以一目了然的方式介紹初學者也可以簡單調配出複方的精油，或是容易購買得到的 30 種芳香精油檔案 (學名、萃取部位和萃取方法、功效、調性、香氣強度 BF 等)。請作為購買精油或調配精油時的參考。

只要能夠瞭解這些基本知識，就能無限地創造出自己的獨家配方，不過千萬不能忘記確認注意事項！

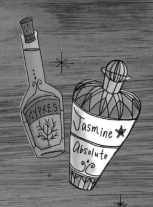

歐白芷根

學名
Angelica archangelica
科名　繖形花科
主要產地　比利時、荷蘭、英國
萃取部位　根
萃取方法　水蒸氣蒸餾法
成分　α- 蒎烯、1,8- 桉油醇、δ-3- 蒈烯
調性　前調
香氣強度 (BF)　1 ～ 2
主要功效　強化內臟、去痰、排氣等
注意事項　使用後 12 小時之內請勿曝曬於紫外線或陽光下、懷孕初期請勿使用

德國洋甘菊

學名
Matricaria chamomilla
科名　菊科
主要產地　德國、摩洛哥、阿根廷
萃取部位　花
萃取方法　水蒸氣蒸餾法
成分　甜沒藥醇氧化物、天藍烴
調性　中調　　**香氣強度 (BF)**　3 ～ 4
主要功效　抗發炎、鎮痛、抗菌等
注意事項　使用高濃度的德國洋甘菊精油會引起頭痛等症狀，請稀釋成低濃度 (1% 以下) 使用。懷孕初期請勿使用，對菊科植物過敏者請勿使用

丁香

學名
Eugenia caryophyllata
科名　桃金孃科
主要產地　馬達加斯加、印度、印尼
萃取部位　花蕾
萃取方法　水蒸氣蒸餾法
成分　丁香酚、β- 石竹烯
調性　中調～後調　　**香氣強度 (BF)**　2
注意事項　請勿使用在三歲以下的孩童身上、使用高濃度的丁香精油會引起頭痛等症狀，請稀釋成低濃度 (1% 以下) 使用，生理期、懷孕期間、哺乳期間請勿使用，有些微的可能性會刺激皮膚

月桃

學名　Alpinia speciosa
科名　薑科
主要產地　日本 (沖繩)
萃取部位　葉子
萃取方法　水蒸氣蒸餾法
成分　1,8- 桉油醇、松油烯 -4- 醇、對傘花烴
調性　前調
香氣強度 (BF)　2 ～ 3
主要功效　抗菌、抗真菌、抗發炎、除臭
注意事項　無

絲柏

學名
Cupressus sempervirens
科名 柏科
主要產地 法國、摩洛哥、德國
萃取部位 葉子和果實
萃取方法 水蒸氣蒸餾法

成分 α-蒎烯、δ-3-蒈烯、杜松烯
調性 前調～中調 **香氣強度(BF)**5～6
主要功效 強化內臟、解熱、抗風濕、鎮定痙攣、利尿、抑制排汗、鎮靜等
注意事項 懷孕初期請勿使用

雪松

學名
Juniperus virginiana
科名 柏科
主要產地 美國
萃取部位 木質部
萃取方法 水蒸氣蒸餾法

成分 α-柏木烯、雪松醇、β柏木烯
調性 中調～後調 **香氣強度(BF)** 4～5
主要功效 鎮靜、強化內臟、消毒等
注意事項 使用高濃度的雪松精油會引起頭痛等症狀，請稀釋成低濃度(1%以下)使用。癲癇症患者、懷孕期間、哺乳期間請勿使用

香茅

學名
Cymbopogon nardus
科名 禾本科
主要產地 斯里蘭卡
萃取部位 葉子
萃取方法 水蒸氣蒸餾法

成分 香葉醇、茨烯、檸檬烯
調性 前調
香氣強度(BF) 2～3
主要功效 強化內臟、促進免疫力、抗憂鬱、消除體臭、消毒、殺蟲等
注意事項 無

肉桂葉

學名 Cinnamomum zeylanicum
科名 樟科
主要產地 斯里蘭卡、印度、馬達加斯加
萃取部位 葉子

萃取方法 水蒸氣蒸餾法
成分 丁香酚、沈香醇、β-石竹烯
調性 後調 **香氣強度(BF)** 1
主要功效 催情、促進血液循環、收斂等
注意事項 使用高濃度的肉桂葉精油會引起頭痛等症狀，請稀釋成低濃度(1%以下)使用、懷孕期間、生理期間請勿使用。

茉莉原精

學名
Jasminum officinale
科名 木樨科
主要產地 阿爾及利亞、摩洛哥、埃及
萃取部位 花
萃取方法 溶劑萃取法

成分 乙酸酯、植醇、乙酸植醇酯、順式茉莉酮
調性 中調～後調 **香氣強度(BF)**1
主要功效 抗憂鬱、催經、軟化皮膚
注意事項 請稀釋成低濃度(1%以下)使用，懷孕期間請勿使用、有些微的可能性會刺激皮膚會刺激β腦內啡分泌

薑

學名 Zingiber officinale
科名 薑科
主要產地 印度、中國、馬達加斯加
萃取部位 根莖
萃取方法 水蒸氣蒸餾法

成分 α-薑黃素、薑酮醇6、β-倍半水芹烯
調性 前調～中調 **香氣強度(BF)** 3～4
主要功效 鎮靜、增進食慾、消毒等
注意事項 請勿使用在三歲以下的孩童身上、請稀釋成低濃度(1%以下)使用、有些微的可能性會刺激皮膚

留蘭香 (綠薄荷)

學名 Mentha spicata
科名 唇形科
主要產地 美國、中國、印度、加拿大
萃取部位 葉子
萃取方法 水蒸氣蒸餾法
成分 L- 香芹酮、檸檬烯、1,8- 桉油醇
調性
香氣強度 (BF) 2 ～ 3
主要功效 鎮靜、排氣、興奮、鎮定痙攣、催經、止癢、殺蟲等
注意事項 無

百里香

學名 Thymus vulgaris
科名 唇形科
主要產地 法國、西班牙、摩洛哥
萃取部位 葉子
萃取方法 水蒸氣蒸餾法
成分 百里酚 (麝香草酚)、對傘花烴、γ- 松油烯
調性 前調～中調　　**香氣強度 (BF)** 2 ～ 3
主要功效 興奮、利尿、殺菌等
注意事項 高血壓患者、孕婦請勿使用，請稀釋成低濃度 (1%以下) 使用，請勿使用在三歲以下的孩童身上，有些微的可能性會刺激皮膚和黏膜

綠花白千層

學名
Melaleuca virdiflora
科名 桃金孃科
主要產地 新喀里多尼亞、澳洲
萃取部位 枝葉
萃取方法 水蒸氣蒸餾法
成分 1,8- 桉油醇、α- 松油醇、α- 蒎烯
調性 前調　　**香氣強度 (BF)** 4 ～ 6
主要功效 解熱、抗風濕、鎮痛等
注意事項 懷孕初期請勿使用，有些微的可能性會刺激皮膚

松樹

學名 Pinus sylvestris
科名 松科
主要產地 奧地利、俄羅斯、法國
萃取部位 枝葉
萃取方法 水蒸氣蒸餾法
成分 α- 蒎烯、β- 蒎烯、月桂烯
調性 中調　　**香氣強度 (BF)** 4 ～ 5
主要功效 強化內臟、去痰、消炎、發汗、利尿、抗病毒、抗菌等
注意事項 懷孕初期請勿使用，有些微的可能性會刺激皮膚和黏膜

羅勒

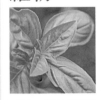

學名
Ocimum basilicum
科名 唇形科
主要產地 馬達加斯加、科摩羅群島、越南
萃取部位 葉子
萃取方法 水蒸氣蒸餾法
成分 甲基醚蔞葉酚、1,8- 桉油醇
調性 前調～中調　　**香氣強度 (BF)** 2 ～ 3
主要功效 抗憂鬱、健胃、殺蟲等
注意事項 請勿使用在三歲以下的孩童身上，請稀釋成低濃度 (1%以下) 使用，懷孕期間、癲癇症患者請勿使用，有些微的可能性會刺激皮膚

廣藿香

學名
Pogostemon cablin
科名 唇形科
主要產地 印尼、印度、馬來西亞
萃取部位 葉子
萃取方法 水蒸氣蒸餾法
成分 廣藿香醇、廣藿香烯、布黎烯
調性 後調　　**香氣強度 (BF)** 2 ～ 3
主要功效 強化內臟、解熱、抗真菌、消炎、利尿、抗發炎、抗菌等
注意事項 指定醫藥品

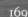

玫瑰草

學名 Cymbopogon martini
科名 禾本科
主要產地 印尼、印度、巴西
萃取部位 葉子
萃取方法 水蒸氣蒸餾法
成分 香葉醇、乙酸香葉酯、沈香醇
調性 前調　**香氣強度 (BF)** 2～4
主要功效 解熱、抗病毒、抗過敏、強化內臟、抗菌、抗真菌、促進細胞生長、殺菌、消毒
注意事項 懷孕期間請勿使用

茴香

學名 Foeniculum vulgare
科名 繖形花科
主要產地 西班牙、保加利亞、匈牙利
萃取部位 果實
萃取方法 水蒸氣蒸餾法
成分 反式茴香醚、檸檬烯、α-水芹烯
調性 中調　**香氣強度 (BF)** 2～3
主要功效 興奮、消炎、利尿等
注意事項 請勿使用在三歲以下的孩童，癲癇症患者請勿使用，高濃度會引起頭痛等症狀，請稀釋成低濃度 (1%以下) 使用，生理期間、懷孕期間、哺乳期間請勿使用

苦橙葉

學名 Citrus aurantium
科名 芸香科
主要產地 法國、突尼西亞、西班牙
萃取部位 枝葉
萃取方法 水蒸氣蒸餾法
成分 沈香醇、檸檬烯、β-蒎烯
調性 前調～中調
香氣強度 (BF) 4～6
主要功效 強化內臟、抗發炎、鎮定痙攣、消炎、降血壓、抗憂鬱、鎮靜、促進細胞生長、消除體臭、殺菌、消毒
注意事項 無

黑胡椒

學名 Piper nigrum
科名 胡椒科
主要產地 印度、馬來西亞、馬達加斯加
萃取部位 果實
萃取方法 水蒸氣蒸餾法
成分 β-石竹烯、α-蒎烯、金合歡烯、檸檬烯
調性 前調　**香氣強度 (BF)** 2～3
主要功效 強化內臟、排氣、解熱、健胃、促進消化、鎮定痙攣、鎮痛等
注意事項 有些微的可能性會刺激皮膚

永久花（蠟菊、義大利麥桿菊）

學名 Helichrysum italicum
科名 菊科
主要產地 法國、克羅埃西亞、匈牙利
萃取部位 花和莖葉
萃取方法 水蒸氣蒸餾法
成分 橙花醇乙酸酯、γ-薑黃烯、檸檬烯
調性 中調　**香氣強度 (BF)** 3～6
主要功效 去痰、抗病毒、抗真菌、消炎、鎮定痙攣、利尿、催情、鎮靜、促進細胞生長、收斂、抑制血腫等
注意事項 無

岩蘭草

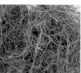

學名 Vetiveria zizanioides
科名 禾本科
主要產地 印度、大溪地、海地
萃取部位 根部
萃取方法 水蒸氣蒸餾法
成分 異巴倫西亞橘醇、岩蘭草酮、岩蘭醇、岩蘭烯
調性 後調　**香氣強度 (BF)** 5～7
主要功效 強化內臟、促進血液循環、抗菌、鎮定痙攣、鎮痛、促進免疫力、催經、催情、鎮靜、消毒等
注意事項 無

安息香

學名 Styrax benzoin
科名 安息香科
主要產地 印尼、蘇門答臘、馬來西亞
萃取部位 樹脂
萃取方法 溶劑萃取法

成分 香草醛、桂皮酸(肉桂酸)、安息香酸、松柏醇桂皮酸酯
調性 後調　**香氣強度(BF)** 5～7
主要功效 去痰、排氣、利尿,抗發炎、鎮靜、收斂等
注意事項 有些微的可能性會刺激皮膚

松紅梅

學名 Leptospermum scoparium
科名 桃金孃科
主要產地 紐西蘭
萃取部位 葉子和樹枝
萃取方法 水蒸氣蒸餾法

成分 三酮、卡拉烯
調性 後調
香氣強度(BF) 3～4
主要功效 抗菌、消除體臭、消毒等
注意事項 無

橘子

學名 Citrus reticulata
科名 芸香科
主要產地 義大利、中國、阿根廷
萃取部位 果皮
萃取方法 壓榨法

成分 d-檸檬烯、γ-松油烯、α-蒎烯
調性 前調　**香氣強度(BF)** 5～6
主要功效 強化內臟、促進消化、鎮定痙攣、鎮靜、抗憂鬱、促進細胞生長、軟化皮膚
注意事項 無

沒藥

學名 Commiphora myrrha
科名 橄欖科
主要產地 埃及、索馬利亞、摩洛哥
萃取部位 樹脂
萃取方法 水蒸氣蒸餾法
成分 枯茗醛、檸檬烯、蒎烯、丁香酚
調性 後調　**香氣強度(BF)** 3～4
主要功效 強化內臟、去痰、排氣等
注意事項 生理期間請勿使用,懷孕期間請勿使用

香蜂草 (檸檬香脂草)

學名 Melissa officinalis
科名 唇形科
主要產地 法國、愛爾蘭、德國
萃取部位 花和葉子
萃取方法 水蒸氣蒸餾法

成分 沈香醇、香葉醇、檸檬醛、香茅醛
調性 前調～中調
香氣強度(BF) 1
主要功效 抗憂鬱、抗過敏、發汗
注意事項 請稀釋成低濃度(1%以下)使用,懷孕期間請勿使用,有些微的可能性會刺激皮膚

西洋蓍草

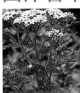

學名 Achillea millefolium
科名 菊科
主要產地 阿爾巴尼亞、加拿大、匈牙利
萃取部位 葉子和莖
萃取方法 水蒸氣蒸餾法
成分 檜烯、天藍烴、大根香葉烯D
調性 中調　**香氣強度(BF)** 3～4
主要功效 強化內臟、去痰、解熱
注意事項 懷孕期間請勿使用,哺乳期間請勿使用,有些微的可能性會刺激皮膚,對菊科植物過敏者請勿使用

玫瑰原精

學名　Rosa centifolia
科名　薔薇科
主要產地　保加利亞、摩洛哥、土耳其
萃取部位　花
萃取方法　溶劑萃取法

成分　苯乙醇、香茅醇、香葉醇、橙花醇、乙酸香葉酯、突厥酮
調性　中調～後調　　香氣強度(BF)　1～2
主要功效　抗發炎、抗憂鬱、催情等
注意事項　請稀釋成低濃度(1%以下)使用，懷孕期間請勿使用

花梨木

學名　Aniba rosaeodora
科名　樟科
主要產地　巴西
萃取部位　木質部
萃取方法　水蒸氣蒸餾法
成分　沈香醇、香葉醇、橙花醇

調性　前調　　香氣強度(BF)　5～6
主要功效　強化內臟、鎮痛、提神醒腦、抗憂鬱、催情、鎮靜、促進細胞生長、消除體臭、殺菌、消毒
注意事項　無

精油的故鄉

　　精油原料植物的產地有許多不同的地區，像是法國、摩洛哥、美國等地，不同種類和品種的植物都各自栽培在適合的土地上，栽培方法也是各式各樣，從農園栽種或是放任其生長之後採收等等。例如同樣是「薰衣草精油」，會有這麼大的價格差異，也是因為採收地點、萃取方法都各有所不同的關係。

　　製作精油需要大量原料，因此各位可能會覺得精油都是由人工控管的大規模栽培加上機械化的大量生產而來，不過事實上，從採收到精製過程，很多部分都是由人工進行的，所謂的精油可以說就是這麼纖細的產品。

　　精油可說是將日常生活中難以接觸到的「自然物質」以濃縮的型態讓人們容易取得。用基底油稀釋精油之後塗抹在皮膚上，或是用薰香燈讓香氣發散出來，能夠讓自然環境在都市生活中再生。希望生活忙碌到就連想要散個步都沒辦法如願的人使用芳香療法的原因就在這裡。

　　各位使用精油時，請務必想像精油的原料植物沐浴在大量的陽光之下，強健生長的畫面。藉由這種方法，精油的療癒能力和振奮精神的力量就會提升喔！

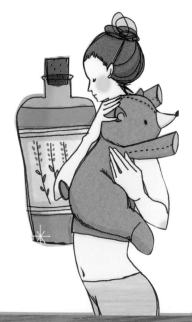

後記

感謝各位讀者閱讀這本書。

這本書不只是為了想要通過芳香療法檢定的讀者而設計，同時也是為了讓手邊有精油但是不知道該如何享受樂趣的讀者，或只做過薰香的讀者所寫的，希望各位能夠更加享受充滿香氣的生活，因而有了這本書的誕生。雖然說芳香療法大多是用在療癒心靈和身體的問題，但不論是努力經營事業的人或者想要享受愛情的人，也都能使用芳香療法，我無論如何都想要傳遞這個訊息，因此準備了 Love 戀愛香氣和 Fight 戰鬥香氣的配方。

我們實際調配出了所有的配方，由編輯人員試聞其香味，並且請他們描述感覺，其中並不是都只有好聞的味道，也不是所有描述都非常美好，因為這是編輯人員實際體驗香氣之後最真誠的感受。不知道各位有沒有找到感興趣的香氣呢？

這是一本集結了許多精油熱愛者心意的書。非常感謝專家獨特配方章節的各位專家撥出寶貴的時間，提供了貴重的經驗以及獨家的精油配方。能夠跟各位談話，讓我深深覺得能夠接觸到芳香療法真的是太幸福了。

希望這本書能夠成為讓各位的生活多采多姿的一本書，讓自己和身邊所有的人都能過著身心健康、充滿笑容的每一天……。

小泉美樹

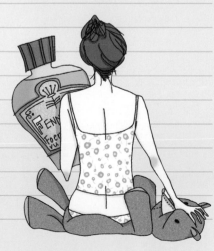

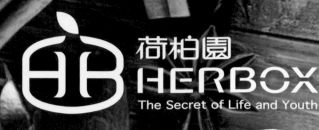

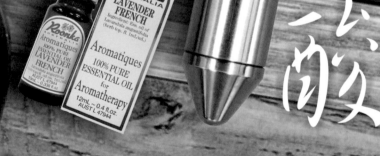

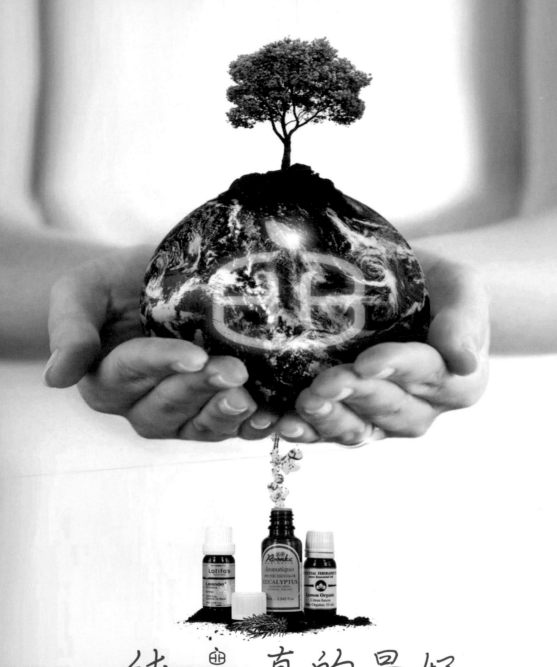

純 HERBOX 荷柏園 The Secret of Life and Youth 真的最好

HERBOX 荷柏園
總管理處:桃園縣平鎮市金陵路二段55號2樓 TEL:O3 284-1700 | E-mail:roonka.mail@msa.hinet.net
花漾芳療學院 TEL:O3 284-1700 | http://www.Latifa.com.tw ■松長多利連鎖藥款 新北市蘆洲區光華路101號1樓 TEL:(02)8283-8217

北區 | 台北新光三越百貨南西二店3樓 TEL:(02) 2523-4746 | 台北太平洋崇光忠孝SOGO百貨7樓 TEL:(02) 2731-6582 | 台北新光三越信義A8館6樓 TEL:(02)2722-3070
台北太平洋崇光天母SOGO百貨6樓 TEL:(02) 2834-1739 | 統一阪急百貨6樓 TEL:(02)2722-8351 | Mega City板橋大遠百7樓 TEL:(02)2722-8217
新竹大遠百5樓 TEL:(03) 523-8217

中區 | 台中中友百貨B棟12樓 TEL:(04) 2226-4232 | 台中新光三越百貨7樓 TEL:(04) 2251-0310 | 台中大遠百BIG CITY 北棟2樓 TEL:(04)2254-5829
台中廣三SOGO百貨11樓 TEL:(04) 2328-4848 | 財新松屋購物廣場1樓 TEL:(05) 276-6030

南區 | 台南新光三越百貨西門店二店B1樓 TEL:(06) 303-0136 | 台南新光三越百貨中山店9樓 TEL:(06) 222-6512 |
高雄新光三越百貨7樓 TEL:(07) 536-9385 | 高雄漢神巨蛋購物廣場B1F TEL:(07) 522-4373 | 高雄漢神百貨百貨7樓 TEL:(07) 216-0431

日本 | 日本總店 Roonka | Shop | Dayspa 香奈良縣香芝市瓦口 2155-1-101 | 關東・名古屋店 | 關西Tokyu-hands X 40 DOG SIGN X1

花漾芳療學院
Latifa International College of Aromatherapy

國家圖書館出版品預行編目 (CIP) 資料

史上最強！精油配方大全：333 種一輩子都好用的完美
配方大公開，啟動戀愛、工作、身心、美麗能量，調出專
屬的幸福香氣！/ 小泉美樹著；徐詠惠譯 .-- 初版 .-- 新
北市：大樹林，2015.03　　面；　公分 .-- (自然生活；11)
ISBN 978-986-6005-37-4(平裝)
1. 芳香療法 2. 香精油
418.995　　　　　　　　　　　　103026571

Natural Life 自然生活 11

史上最強！ 精油配方大全

333 種一輩子都好用的完美配方大公開，啟動戀愛、工作、身心、
美麗能量，調出專屬的幸福香氣！

作　　者 / 小泉美樹

監　　修 / 三上杏平、山本竜隆

翻　　譯 / 徐詠惠

編　　輯 / 王偉婷

美　　編 / April

校　　對 / 12 舟

出版者 / 大樹林出版社

地　　址 / 新北市中和區中山路 2 段 530 號 6 樓之 1

電　　話 / (02) 2222-7270　傳　真 / (02) 2222-1270

網　　站 / www.guidebook.com.tw

E – mail / notime.chung@msa.hinet.net

FB 粉絲團 / www.facebook.com/bigtreebook

發 行 人 / 彭文富

劃　　撥 / 戶名：大樹林出版社‧帳號：18746459

總經銷 / 知遠文化事業有限公司

地　　址 / 新北市深坑區北深路 3 段 155 巷 25 號 5 樓

電　　話 / (02)2664-8800　傳　真 / (02)2664-8801

本版印刷 / 2019 年 2 月

定價：300 元　　　ISBN / 978-986-6005-37-4